本草纲目

全本图典

【第五册】

典藏版

原　著	李时珍
顾　问	肖培根
主　编	陈士林
分册主编	林余霖　朱进　谢宇
副主编	谢军成　裴华　张鹏　王庆　张鹤

人民卫生出版社

图书在版编目（CIP）数据

《本草纲目》全本图典. 第五册 / 陈士林主编. ——
北京：人民卫生出版社，2018
ISBN 978-7-117-26554-6

Ⅰ. ①本…　Ⅱ. ①陈…　Ⅲ. ①《本草纲目》– 图解
Ⅳ. ①R281.3-64

中国版本图书馆 CIP 数据核字（2018）第 099173 号

人卫智网	www.ipmph.com	医学教育、学术、考试、健康，
		购书智慧智能综合服务平台
人卫官网	www.pmph.com	人卫官方资讯发布平台

《本草纲目》全本图典（第五册）

主　　编：陈士林
出版发行：人民卫生出版社（中继线 010-59780011）
地　　址：北京市朝阳区潘家园南里 19 号
邮　　编：100021
E - mail：pmph @ pmph.com
购书热线：010-59787592　010-59787584　010-65264830
印　　刷：北京盛通印刷股份有限公司
经　　销：新华书店
开　　本：889×1194　1/16　印张：14.5
字　　数：342 千字
版　　次：2018 年 7 月第 1 版　2018 年 7 月第 1 版第 1 次印刷
标准书号：ISBN 978-7-117-26554-6
定　　价：640.00 元

打击盗版举报电话：010-59787491　E-mail：WQ @ pmph.com
（凡属印装质量问题请与本社市场营销中心联系退换）

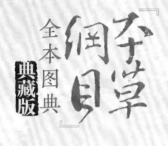

「本草纲目」全本图典 典藏版

编委（按姓氏笔画顺序排列）

王丽梅	王宏雅	王郁松	王建民	王秋成	牛林敬	毛延霞	仇笑文
方瑛	尹显梅	世琳娜	石永青	石有林	石笑晴	卢强	卢红兵
卢维晨	叶红	叶敏妃	田华敏	白峻伟	冯倩	冯华颖	邢桂平
吕凤涛	吕秀芳	吕明辉	朱进	朱宏	朱臣红	任艳灵	任智标
向蓉	全继红	刘芳	刘凯	刘祥	刘士勋	刘卫华	刘世禹
刘立文	刘伟翰	刘迎春	刘金玲	刘宝成	刘桂珍	刘续东	刘斯雯
刘新桥	刘慧滢	齐菲	孙玉	孙锐	孙可心	孙瑗琨	严洁
芦军	苏晓廷	杜宇	李妍	李海	李惠	李新	李玉霞
李电波	李兴华	李红玉	李建军	李孟思	李俊勇	李桂方	李桂英
李晓艳	李烨涵	杨飞	杨柳	杨冬华	杨江华	杨焕瑞	肖榜权
吴晋	邱思颖	邱特聪	何国松	余海文	狄银俊	邹丽	邹佳睿
沙历	宋伟	宋来磊	宋肖平	宋盛楠	张坤	张荣	张淼
张鹏	张磊	张鹤	张广今	张红涛	张俊玲	张海龙	张海峰
张雪琴	张新荣	张翠珍	张蕴	陈勇	陈慧	陈永超	陈宇翔
陈艳蕊	陈铭浩	陈朝霞	英欢超	林恒	林文君	尚思明	罗建锋
周芳	周重建	郑亚杰	单伟超	孟丽影	赵叶	赵岗	赵晨
赵白宇	赵庆杰	赵宇宁	赵志远	赵卓君	赵春霖	赵梅红	赵喜阳
胡灏禹	战伟超	钟健	段杨冉	段其民	姜燕妮	宫明宏	姚辉
秦静静	耿赫兵	莫愚	贾丽娜	夏丰娜	徐江	徐娜	徐莎莎
高喜	高荣荣	高洪波	高楠楠	郭兵	郭志刚	郭哲华	郭景丽
黄兴随	崔庆军	商宁	梁从莲	董珂	董萍	蒋红涛	蒋思琪
韩珊珊	程睿	谢军成	路臻	解红芳	慈光辉	窦博文	蔡月超
蔡利超	裴华	翟文慧	薛晓月	衡仕美	戴峰	戴丽娜	戴晓波
鞠玲霞	魏献波						

凡　例

一、本套书以明代李时珍著《本草纲目》（金陵版胡承龙刻本）为底本，以金陵版排印本（王育杰整理，人民卫生出版社，2016年）及金陵版美国国会图书馆藏全帙本为校本，按原著的分卷和排序进行内容编排，即按序列、主治、水部、火部、土部、金石部、草部、谷部、菜部、果部、木部、服器部、虫部、鳞部、介部、禽部、兽部、人部的顺序进行编排，共分20册。

二、本套书中"释名""主治""附方"等部分所引书名多为简称，如：《本草纲目》简称《纲目》，《名医别录》简称《别录》，《神农本草经》简称《本经》，《日华子诸家本草》简称《日华》，《肘后备急方》简称《肘后方》，等等。

三、人名书名相同的名称，如吴普之类，有时作人名，有时又作书名，情况较复杂，为统一起见，本次编写均按原著一律不加书名号。

四、原著《本草纲目》中的部分中草药名称，与中医药学名词审定委员会公布名称不一致的，为了保持原著风貌，均保留为原著形式，不另作修改。

五、本套书为保持原著风貌，对原著之服器部和人部的内容全文收录，但基本不配图。

六、本套书依托原著的原始记载，根据作者们多年野外工作经验和鉴定研究成果，结合现有考证文献，对《纲目》收载的药物进行了全面的本草考证，梳理了古今药物传承关系，并确定了各药物的基原和相应物种的拉丁学名；对于多基原的药物均进行了综合分析，对于部分尚未能准确确定物种者也有表述。同时，基于现代化、且普遍应用的DNA条形码鉴定体系，在介绍常用中药材之《药典》收载情况的同时附上其基原物种的通用基因碱基序列。由此古今结合、图文并茂，丰富阅读鉴赏感受，并提升其实用参考和珍藏价值。

七、本套书结合现实应用情况附有大量实地拍摄的原动植物（及矿物等）和药材（及饮片）原色图片，方便读者认药和用药。

八、部分药物尚未能解释科学内涵，或者疗效有待证实、原料及制作工艺失传，以及其他因素，故无考证内容及附图，但仍收载《纲目》原始内容，有待后来者研究、发现。

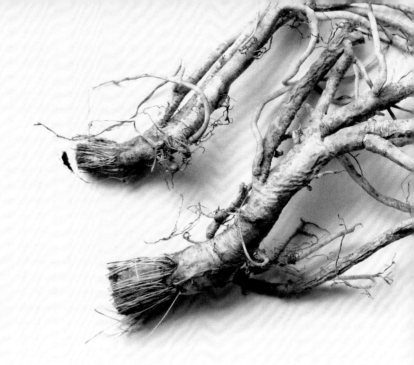

目录

本草纲目草部第十三卷
草之二山草类下三十九种

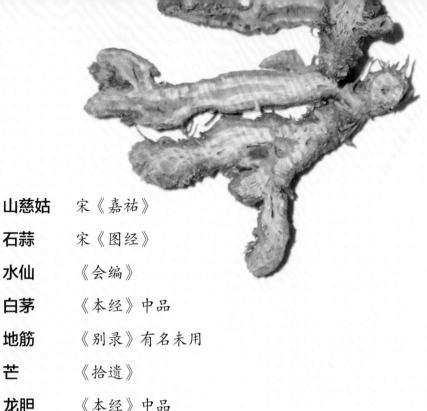

本草纲目

草部第十三卷

草之二 山草类下三十九种

据《纲目彩图》《纲目图鉴》及"相关考证"*等综合分析，本品为毛茛科植物黄连 *Coptis chinensis* Franch.、三角叶黄连 *C. deltoidea* C.Y.Cheng et Hsiao。《中药志》《纲目彩图》认为本品还包括同属植物云南黄连（云连）*C. teeta* Wall.、峨眉野连 *C. omeiensis* (Chen) C. Y. Cheng、短萼黄连 *C. chinensis* Franch. var. *brevisepala* W. T. Wang et Hsiao 等。黄连分布于陕西、湖北、湖南、四川、重庆、贵州等地；三角叶黄连分布于四川等地；云南黄连分布于云南西北部、西藏南部等地；峨眉野连分布于四川峨眉、峨边及洪雅等地；短萼黄连分布于华东和华南等地。《药典》收载黄连药材为毛茛科植物黄连、三角叶黄连或云连的干燥根茎，以上三种分别习称"味连""雅连""云连"；秋季采挖，除去须根和泥沙，干燥，撞去残留须根。《药典》四部收载黄连须药材为毛茛科植物黄连、三角叶黄连或云连的干燥须根。

*赵宝林等 . 黄连的本草考证 [J]. 中药材，2013，36(05)：832.

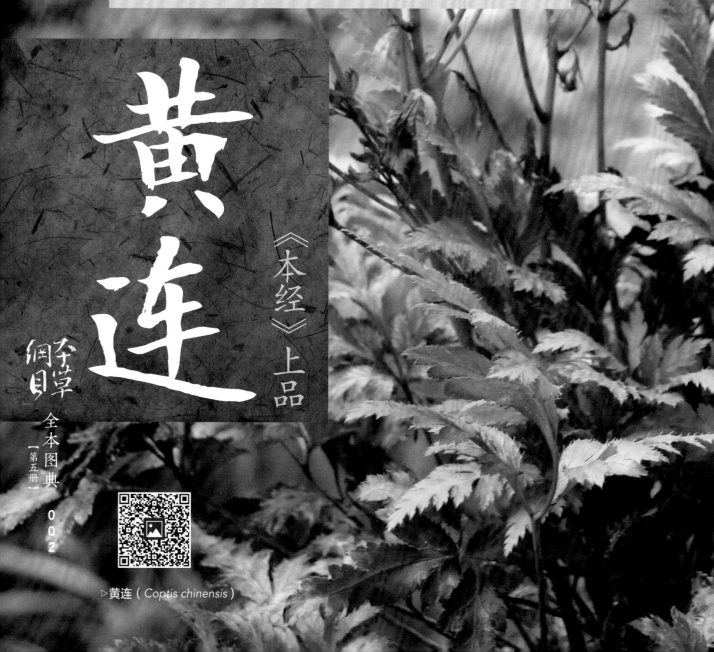

黄连 《本经》上品

本草纲目 全本图典［第五册］002

▷黄连（*Coptis chinensis*）

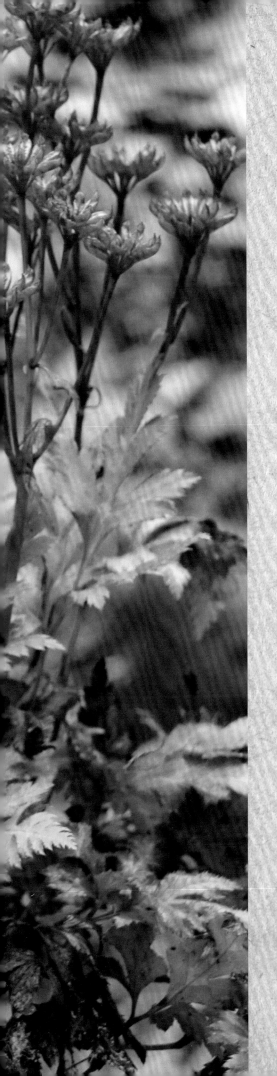

‖释名‖

王连本经**支连**药性。[时珍曰] 其根连珠而色黄，故名。

‖集解‖

[别录曰] 黄连生巫阳川谷及蜀郡太山之阳，二月、八月采根。[弘景曰] 巫阳在建平。今西间者色浅而虚，不及东阳、新安诸县最胜。临海诸县者不佳。用之当布裹接去毛，令如连珠。[保升曰] 苗似茶，丛生，一茎生三叶，高尺许，凌冬不凋，花黄色。江左者，节高若连珠。蜀都者，节下不连珠。今秦地及杭州、柳州者佳。[颂曰] 今江、湖、荆、夔州郡亦有，而以宣城九节坚重相击有声者为胜，施、黔者次之，东阳、歙州、处州者又次之。苗高一尺以来，叶似甘菊，四月开花黄色，六月结果实似芹子，色亦黄。江左者根若连珠，其苗经冬不凋，叶如小雉尾草，正月开花作细穗，淡白微黄色。六七月根紧，始堪采。[恭曰] 蜀道者粗大，味极浓苦，疗渴为最。江东者节如连珠，疗痢大善。澧州者更胜。[时珍曰] 黄连，汉末李当之本草，惟取蜀郡黄肥而坚者为善。唐时以澧州者为胜。今虽吴、蜀皆有，惟以雅州、眉州者为良。药物之兴废不同如此。大抵有二种：一种根粗无毛有珠，如鹰鸡爪形而坚实，色深黄；一种无珠多毛而中虚，黄色稍淡。各有所宜。

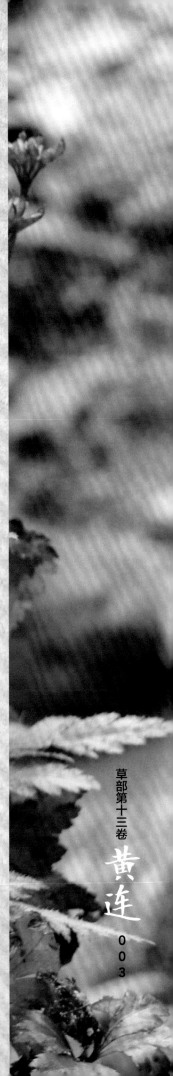

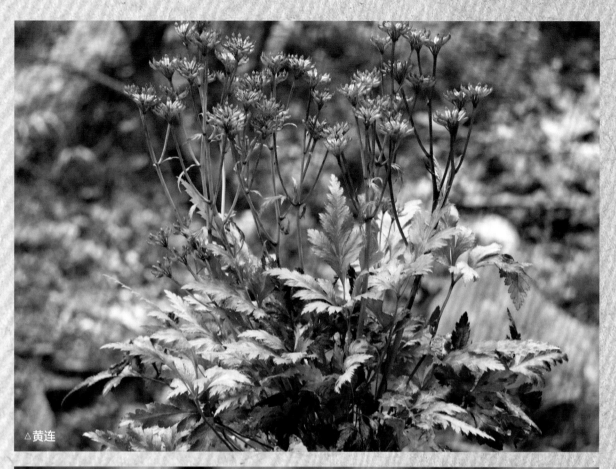

△黄连

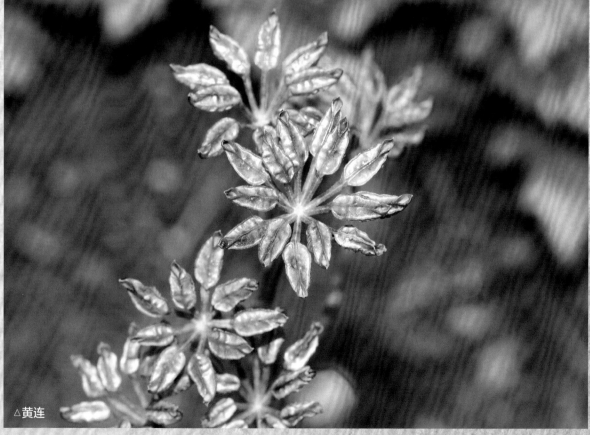

△黄连

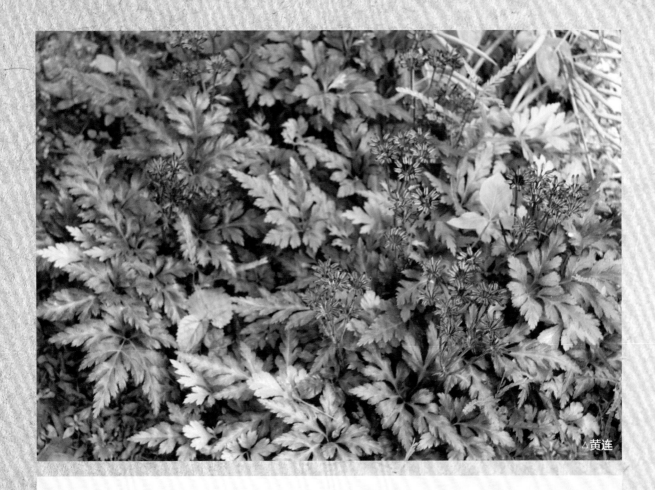
△黄连

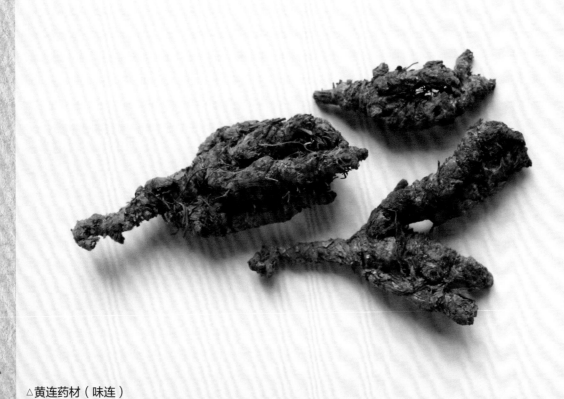
△黄连药材（味连）

根

‖修治‖

[敩曰] 凡使以布拭去肉毛，用浆水浸二伏时，漉出，于柳木火上焙干用。[时珍曰] 五脏六腑皆有火，平则治，动则病，故有君火相火之说，其实一气而已。黄连入手少阴心经，为治火之主药：治本脏之火，则生用之；治肝胆之实火，则以猪胆汁浸炒；治肝胆之虚火，则以醋浸炒；治上焦之火，则以酒炒；治中焦之火，则以姜汁炒；治下焦之火，则以盐水或朴消炒；治气分湿热之火，则以茱萸汤浸炒；治血分块中伏火，则以干漆水炒；治食积之火，则以黄土炒。诸法不独为之引导，盖辛热能制其苦寒，咸寒能制其燥性，在用者详酌之。

‖气味‖

苦，寒，无毒。[别录曰] 微寒。[普曰] 神农、岐伯、黄帝、雷公：苦，无毒。李当之：小寒。[之才曰] 黄芩、龙骨、理石为之使，恶菊花、玄参、白鲜皮、芫花、白僵蚕，畏款冬、牛膝，胜乌头，解巴豆毒。[权曰] 忌猪肉，恶冷水。[敩曰] 服此药至十两，不得食猪肉；若服至三年，一生不得食也。[时珍曰] 道书言服黄连犯猪肉令人泄泻，而方家有猪肚黄连丸、猪脏黄连丸，岂只忌肉而不忌脏腑乎？

▽黄连药材

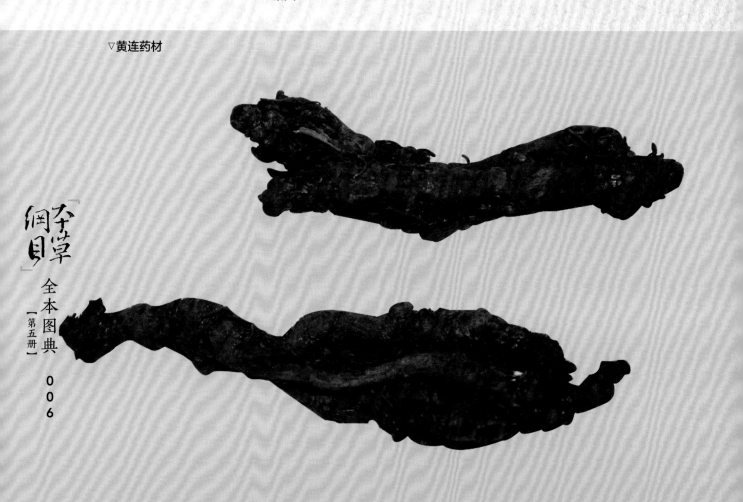

‖主治‖

热气，目痛眦伤泣出，明目，肠澼腹痛下痢，妇人阴中肿痛。久服令人不忘。本经。主五脏冷热，久下泄澼脓血，止消渴大惊，除水利骨，调胃厚肠益胆，疗口疮。别录。治五劳七伤，益气，止心腹痛，惊悸烦躁，润心肺，长肉止血，天行热疾，止盗汗并疮疥。猪肚蒸为丸，治小儿疳气，杀虫。大明。羸瘦气急。藏器。治郁热在中，烦躁恶心，兀兀欲吐，心下痞满。元素。主心病逆而盛，心积伏梁。好古。去心窍恶血，解服药过剂烦闷及巴豆、轻粉毒。时珍。

‖发明‖

[元素曰] 黄连性寒味苦，气味俱厚，可升可降，阴中阳也，入手少阴经。其用有六：泻心脏火一也，去中焦湿热二也，诸疮必用三也，去风湿四也，赤眼暴发五也，止中部见血六也。张仲景治九种心下痞，五等泻心汤，皆用之。[成无己曰] 苦入心，寒胜热，黄连、大黄之苦寒，以导心下之虚热。蛔得甘则动，得苦则安，黄连、黄檗之苦，以安蛔也。[好古曰] 黄连苦燥，苦入心，火就燥。泻心者其实泻脾也，实则泻其子也。[震亨曰] 黄连去中焦湿热而泻心火，若脾胃气虚，不能转运者，则以茯苓、黄芩代之。以猪胆汁拌炒，佐以龙胆草，则大泻肝胆之火。下痢胃口热禁口者，用黄连、人参煎汤，终日呷之。如吐再强饮，但得一呷下咽便好。[刘完

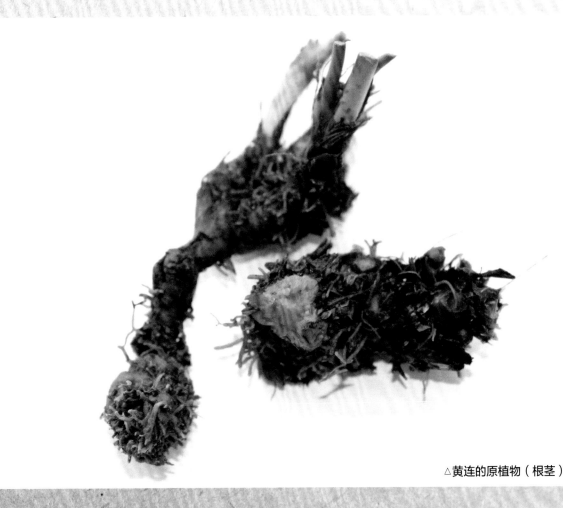

△黄连的原植物（根茎）

[素曰] 古方以黄连为治痢之最。盖治痢惟宜辛苦寒药，辛能发散开通郁结，苦能燥湿，寒能胜热，使气宣平而已。诸苦寒药多泄，惟黄连、黄檗性冷而燥，能降火去湿而止泻痢，故治痢以之为君。[宗奭曰] 今人多用黄连治痢，盖执以苦燥之义。下俚但见肠虚渗泄，微似有血，便即用之，又不顾寒热多少，惟欲尽剂，由是多致危困。若气实初病，热多血痢，服之便止，不必尽剂。虚而冷者，慎勿轻用。[杲曰] 诸痛痒疮疡，皆属心火。凡诸疮宜以黄连、当归为君，甘草、黄芩为佐。凡眼暴发赤肿，痛不可忍者，宜黄连、当归以酒浸煎之。宿食不消，心下痞满者，须用黄连、枳实。[颂曰] 黄连治目方多，而羊肝丸尤奇异。今医家洗眼，以黄连、当归、芍药等分，用雪水或甜水煎汤热洗之，冷即再温，甚益眼目。但是风毒赤目花翳，用之无不神效。盖眼目之病，皆是血脉凝滞使然，故以行血药合黄连治之。血得热则行，故乘热洗也。[韩悉曰] 火分之病，黄连为主，不但泻心火，而与芩、檗诸苦药列称者比也。目疾人，以人乳浸蒸，或点或服之。生用为君，佐以官桂少许，煎百沸，入蜜空心服之，能使心肾交于顷刻。入五苓、滑石，大治梦遗。以黄土、姜汁、酒、蜜四炒为君，以使君子为臣，白芍药酒煮为佐，广木香为使，治小儿五疳。以茱萸炒者，加木香等分，生大黄倍之，水丸，治五痢。此皆得制方之法也。[时珍曰] 黄连治目及痢为要药。古方治痢：香连丸，用黄连、木香；姜连散，用干姜、黄连；变通丸，用黄连、茱萸；姜黄散，用黄连、生姜。治消渴，用酒蒸黄连。治伏暑，用酒煮黄连。治下血，用黄连、大蒜。治肝火，用黄连、茱萸。治口疮，用黄连、细辛。皆是一冷一热，一阴一阳，寒因热用，热因寒用，君臣相佐，阴阳相济，最得制方之妙，所以有成功而无偏胜之害也。[弘景曰] 俗方多用黄连治痢及渴，道方服食长生。[慎微曰] 刘宋王微黄连赞云：黄连味苦，左右相因。断凉涤暑，阐命轻身。缙云昔御，飞跸上旻。不行而至，吾闻其人。又梁江淹黄连颂云：黄连上草，丹砂之次。御孽辟妖，长灵久视。骖龙行天，驯马匝地。鸿飞以仪，顺道则利。[时珍曰] 本经、别录并无黄连久服长生之说，惟陶弘景言道方久服长生。神仙传载封君达、黑穴公，并服黄连五十年得仙。窃谓黄连大苦大寒之药，用之降火燥湿，中病即当止。岂可久服，使肃杀之令常行，而伐其生发冲和之气乎？素问载岐伯言：五味入胃，各归所喜攻。久而增气，物化之常也。气增而久，夭之由也。王冰注云：酸入肝为温，苦入心为热，辛入肺为清，咸入肾为寒，甘入脾为至阴而四气兼之，皆增其味而益其气，故各从本脏之气为用。所以久服黄连、苦参反热，从火化也。余味皆然。久则脏气偏胜，即有偏绝，则有暴夭之道。是以绝粒服饵之人不暴亡者，无五味偏助也。又秦观与乔希圣论黄连书云：闻公以眼疾饵黄连，至十数两犹不已，殆不可也。医经有久服黄连、苦参反热之说。此虽大寒，其味至苦，入胃则先归于心，久而不已，心火偏胜则热，乃其理也。况眼疾本于肝热，肝与心为子母。心火也，肝亦火也，肾孤脏也，人患一水不胜二火。岂可久服苦药，使心有所偏胜，是以火救火，其可乎？秦公此书，盖因王公之说而推详之也。我明荆端王素多火病，医令服金花丸，乃芩、连、栀、檗四味，饵至数年，其火愈炽，遂至内障丧明。观此则寒苦之药，不但使人不能长生，久则气增偏胜，速夭之由矣。当以素问之言为法，陶氏道书之说，皆谬谈也。杨士瀛云：黄连能去心窍恶血。

‖附方‖

旧二十二，新四十。**心经实热**泻心汤：用黄连七钱，水一盏半，煎一盏，食远温服。小儿减之。和剂局方。**卒热心痛**黄连八钱，㕮咀，水煎热服。外台秘要。**肝火为痛**黄连，姜汁炒为末，粥糊丸梧子大。每服三十丸，白汤下。左金丸：用黄连六两，茱萸一两，同炒为末，神曲糊丸梧子大。每服三四十丸，白汤下。丹溪方。**伏暑发热**作渴呕恶，及赤白痢，消渴，肠风酒毒，泄泻诸病，并宜酒煮黄龙丸主之。川黄连一斤切，以好酒二升半，煮干焙研，糊丸梧子大。每服五十丸，熟水下，日三服。和剂局方。**阳毒发狂**奔走不定。宣黄连、寒水石等分，为末。每服三钱，浓煎甘草汤下。易简方。**骨节积热**渐渐黄瘦。黄连四分切，以童子小便五大合浸经宿，微煎三四沸，去滓，分作二服。广利方。**小儿疳热**流注，遍身疮蚀，或潮热，肚胀作渴。猪肚黄连丸：用猪肚一个洗净，宣黄连五两，切碎水和，纳入肚中缝定，放在五升粳米上蒸烂，石臼捣千杵，或入少饭同杵，丸绿豆大。每服二十丸，米饮下。仍服调血清心之药佐之。盖小儿之病，不出于疳，则出于热，常须识此。直指方。**三消骨蒸**黄连末，以冬瓜自然汁浸一夜，晒干又浸，如此七次，为末，以冬瓜汁和丸梧子大。每服三四十丸，大麦汤下。寻常渴，只一服见效。易简方。**消渴尿多**肘后方用黄连末，蜜丸梧子大。每服三十丸，白汤下。宝鉴用黄连半斤，酒一升浸，重汤内煮一伏时，取晒为末，水丸梧子大。每服五十丸，温水下。崔氏：治消渴，小便滑数如油。黄连五两，栝楼根五两，为末，生地黄汁丸梧子大。每牛乳下五十丸，日二服。忌冷水、猪肉。

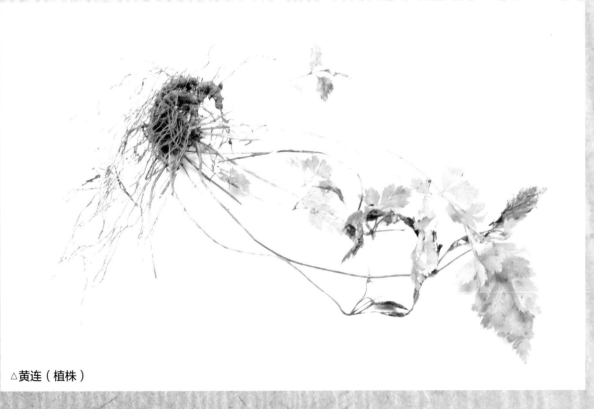

△黄连（植株）

总录用黄连末，入猪肚内蒸烂，捣丸梧子大，饭饮下。**湿热水病**黄连末，蜜丸梧子大。每服二丸至四五丸，饮下，日三四服。范汪方。**破伤风病**黄连五钱，酒二盏，煎七分，入黄蜡三钱，溶化热服之。高文虎蓼花洲闲录。**小便白淫**因心肾气不足，思想无穷所致。黄连、白茯苓等分，为末，酒糊丸梧子大。每服三十丸，煎补骨脂汤下，日三服。普济方。**热毒血痢**宣黄连一两，水二升，煮取半升，露一宿，空腹热服，少卧将息，一二日即止。千金方。**赤痢久下**累治不瘥。黄连一两，鸡子白和为饼，炙紫为末，以浆水三升，慢火煎成膏。每服半合，温米饮下。一方：只以鸡子白和丸服。胜金方。**热毒赤痢**黄连二两切，瓦焙令焦，当归一两焙，为末，入麝香少许。每服二钱，陈米饮下。佛智和尚在闽，以此济人。本事方。**赤白久痢**并无寒热，只日久不止。用黄连四十九个，盐梅七个，入新瓶内，烧烟尽，热研。每服二钱，盐米汤下。杨子建护命方。**赤白暴痢**如鹅鸭肝者，痛不可忍。用黄连、黄芩各一两，水二升，煎一升，分三次热服。经验方。**冷热诸痢**胡洽九盏汤：治下痢，不问冷热赤白，谷滞休息久下，悉主之。黄连长三寸三十枚，重一两半，龙骨如棋子大四枚，重一两，大附子一枚，干姜一两半，胶一两半，细切。以水五合着铜器中，去火三寸煎沸，便取下，坐土上，沸止，又上水五合，如此九上九下。纳诸药入水内，再煎沸，辄取下，沸止又上，九上九下，度可得一升，顿服即止。图经本草。**下痢腹痛**赤白痢下，令人下部疼重，故名重下，日夜数十行，脐腹绞痛。以黄连一升，酒五升，煮取一升半，分再服，当止绞痛也。肘后方。**治痢香连丸**李绛兵部手集治赤白诸痢，里急后重，腹痛。用宣黄连、青木香等分，捣筛，白蜜丸梧子大。每服二三十丸，空腹饮下，日再服，其效如神。久冷者，以煨蒜捣和丸之。不拘大人婴孺皆效。易简方：黄连茱萸炒过四两，木香面煨一两，粟米饭丸。钱仲阳香连丸：治小儿冷热痢，加煨熟诃子肉。又治小儿泻痢，加煨熟肉豆蔻。又治小儿气虚泻痢腹痛，加白附子尖。刘河间治久痢，加龙骨。朱丹溪治禁口痢，加石莲肉。王氏治痢渴，加乌梅肉，以阿胶化和为丸。**五疳八痢**四

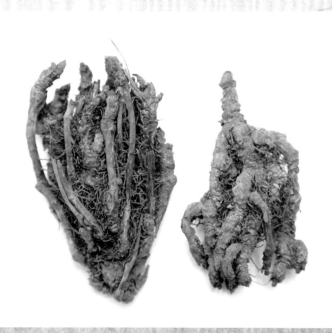

△黄连药材

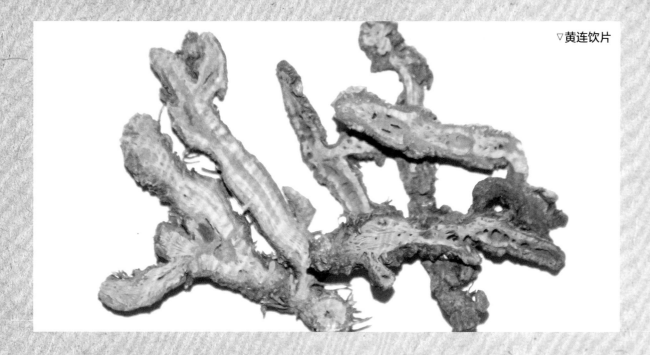

治黄连丸：用连珠黄连一斤，分作四分：一分用酒浸炒，一分用自然姜汁炒，一分用吴茱萸汤浸炒，一分用益智仁同炒，去益智，研末。白芍药酒煮切焙四两，使君子仁焙四两，广木香二两，为末。蒸饼和丸绿豆大。每服三十丸，米饮食前下，日三服。忌猪肉冷水。韩氏医通。**伤寒下痢**不能食者。黄连一升，乌梅二十枚去核，炙燥为末，蜡一棋子大，蜜一升、合煎，和丸梧子大。一服二十丸，日三服。又方：黄连二两，熟艾如鸭子大一团，水三升，煮取一升，顿服立止。并肘后方。**气痢后重**里急或下泄。杜壬方：姜连散：用宣连一两，干姜半两，各为末，收。每用连一钱，姜半钱，和匀，空心温酒下，或米饮下，神妙。济生方：秘传香连丸：用黄连四两，木香二两，生姜四两，以姜铺砂锅底，次铺连，上铺香，新汲水三碗，煮焙研，醋调仓米糊为丸，如常，日服五次。**小儿下痢**赤白多时，体弱不堪。以宣连用水浓煎，和蜜，日服五六次。子母秘录。**诸痢脾泄**脏毒下血。雅州黄连半斤，去毛切，装肥猪大肠内，扎定，入砂锅中，以水酒煮烂，取连焙，研末，捣肠和丸梧子大。每服百丸，米汤下，极效。直指。**湿痢肠风**百一选方变通丸：治赤白下痢，日夜无度，及肠风下血。用川黄连去毛，吴茱萸汤泡过，各二两，同炒香，拣出各为末，以粟米饭和丸梧子大，各收。每服三十丸，赤痢甘草汤下黄连丸，白痢姜汤下茱萸丸，赤白痢各用十五丸，米汤下。此乃浙西河山纯老方，救人甚效。局方戊己丸：治脾胃受湿，下痢腹痛，米谷不化。用二味加白芍药，同炒研，蒸饼和丸服。**积热下血**聚金丸：治肠胃积热，或因酒毒下血，腹痛作渴，脉弦数。黄连四两，分作四分：一分生用，一分切炒，一分炮切，一分水浸晒研末。条黄芩一两，防风一两，为末，面糊丸如梧子大。每服五十丸，米泔浸枳壳水，食前送下。冬月加酒蒸大黄一两。杨氏家藏方。**脏毒下血**黄连为末，独头蒜煨研，和丸梧子大，每空心陈米饮下四十丸。济生方。**酒痔下血**黄连酒浸，煮熟为末，酒糊丸梧子大。每服三四十丸，白汤下。一方：用自然姜汁浸焙炒。医学集成。**鸡冠痔疾**黄连末傅之。加赤小豆末尤良。斗门方。**痔病秘结**用此宽肠。黄连、枳壳等分，为末，糊丸梧子大。每服五十丸，空心米饮下。医方大成。**痢痔脱肛**冷水调黄连末涂之，良。经验良方。**脾积食泄**川黄连二两，为末，大蒜捣和丸梧子大。每服五十丸，白汤下。活人心统。**水泄脾泄**神圣香黄散：宣连一两，生姜四两，同以文火炒至姜脆，各自拣出为末。水泄用姜末，脾泄用连末，每服二钱，空心白汤下。甚者不过二服。亦治痢疾。博济方。**吐血不止**黄连一两捣散：每服一钱，水七分，入豉二十粒，煎至五分，去滓温服。大人、小儿皆治。简要济众方。**眼目诸病**胜金黄连丸：用宣连不限多少，捶碎，以新汲水一大碗，浸六十日，绵滤取汁，入原碗内，重汤上熬之，不住搅之，候干。即穿地坑子可深一尺，以瓦铺底，将熟艾四两坐在瓦上，以火然之。以药碗覆上，四畔泥封，开孔出烟尽，取刮下，丸小豆大，每甜竹叶汤下十丸。刘禹锡传信方羊肝丸：治男女肝经不足，风热上攻，头目昏暗羞明，及障翳青盲。用黄连末一两，羊子肝一具，去膜，搋烂和丸梧子大。每食后暖浆水吞十四丸，连作五剂瘥。昔崔承元活一死囚，因后病死。一旦崔病内障逾年，半夜独坐，闻阶除悉窣之声，问之。答曰：是昔蒙活之囚，今故报恩。遂告以此方而没。崔服之，不数月，眼复明。因传于世。**暴赤眼痛**宣黄连剉，以鸡子清浸，置地下一夜，次早滤过，鸡羽蘸滴目内。又方：苦竹两头留节，一头开小孔，入黄连片在内，油纸封，浸井中一夜。次早服竹节内水，加片脑少许，外洗之。海上方用黄连、冬青叶煎汤洗之。选奇方用黄连、干姜、杏仁等分，为末，绵包浸汤，闭目乘热淋洗之。**小儿赤眼**水调黄连末，贴足心，

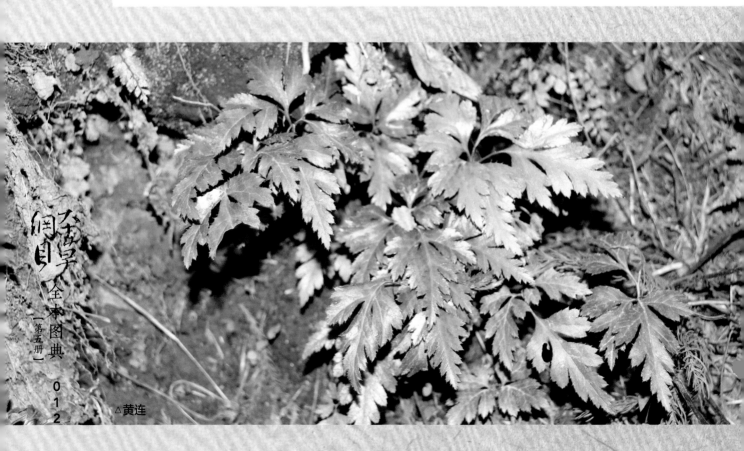

△黄连

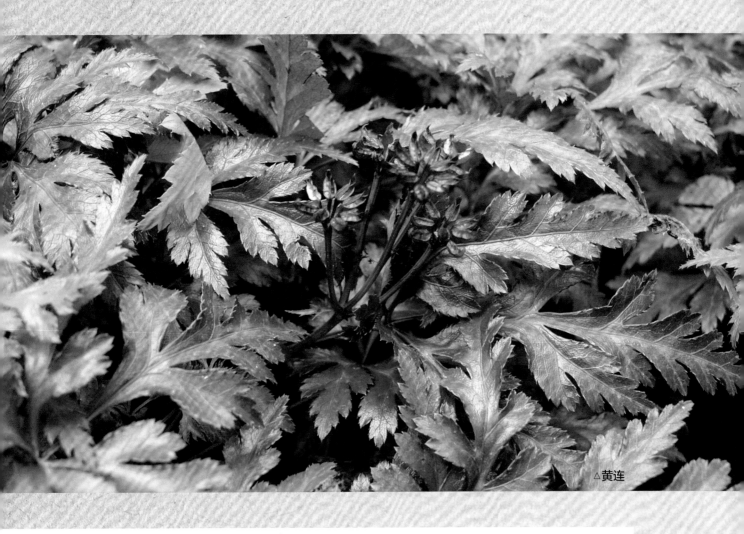

△黄连

甚妙。全幼心鉴。**烂弦风眼**黄连十文，槐花、轻粉少许，为末，男儿乳汁和之，饭上蒸过，帛裹，熨眼上，三四次即效，屡试有验。仁存方。**目卒痒痛**乳汁浸黄连，频点眦中。抱朴子云：治目中百病。外台秘要。**泪出不止**黄连浸浓汁渍拭之。肘后方。**牙痛恶热**黄连末掺之，立止。李楼奇方。**口舌生疮**肘后用黄连煎酒，时含呷之。赴筵散：用黄连、干姜等分，为末掺之。**小儿口疳**黄连、芦荟等分，为末，每蜜汤服五分。走马疳，入蟾灰等分，青黛减半，麝香少许。简便方。**小儿鼻蜃**鼻下两道赤色，有疮。以米泔洗净，用黄连末傅之，日三、四次。张杰子母秘录。**小儿月蚀**生于耳后。黄连末傅之。同上。**小儿食土**取好黄土煎黄连汁搜之，晒干与食。姚和众童子秘诀。**预解胎毒**小儿初生，以黄连煎汤浴之，不生疮及丹毒。又方：未出声时，以黄连煎汁灌一匙，令终身不出斑。已出声者灌之，斑虽发亦轻。此祖方也。王海藏汤液本草。**腹中鬼哭**黄连煎浓汁，母常呷之。熊氏补遗。**因惊胎动**出血。取黄连末酒服方寸匕，日三服。子母秘录。**妊娠子烦**口干不得卧。黄连末，每服一钱，粥饮下。或酒蒸黄连丸，亦妙。妇人良方。**痈疽肿毒**已溃未溃皆可用。黄连、槟榔等分，为末，以鸡子清调搽之。王氏简易方。**中巴豆毒**下利不止。黄连、干姜等分，为末，水服方寸匕。肘后方。

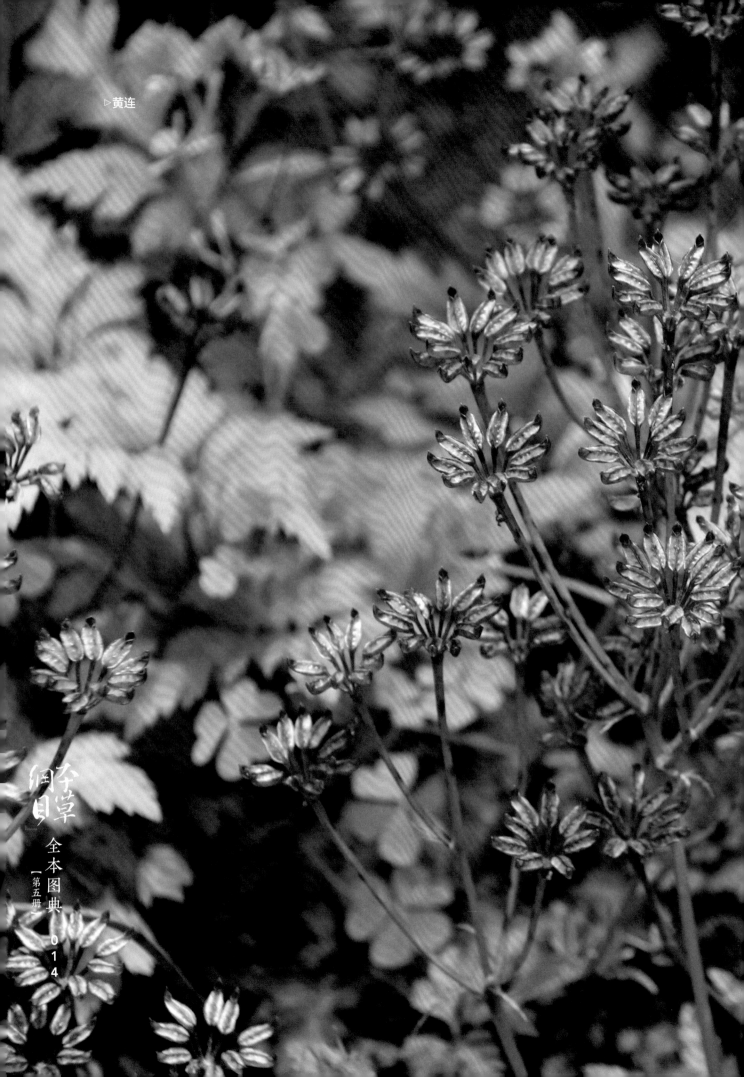

▷黄连

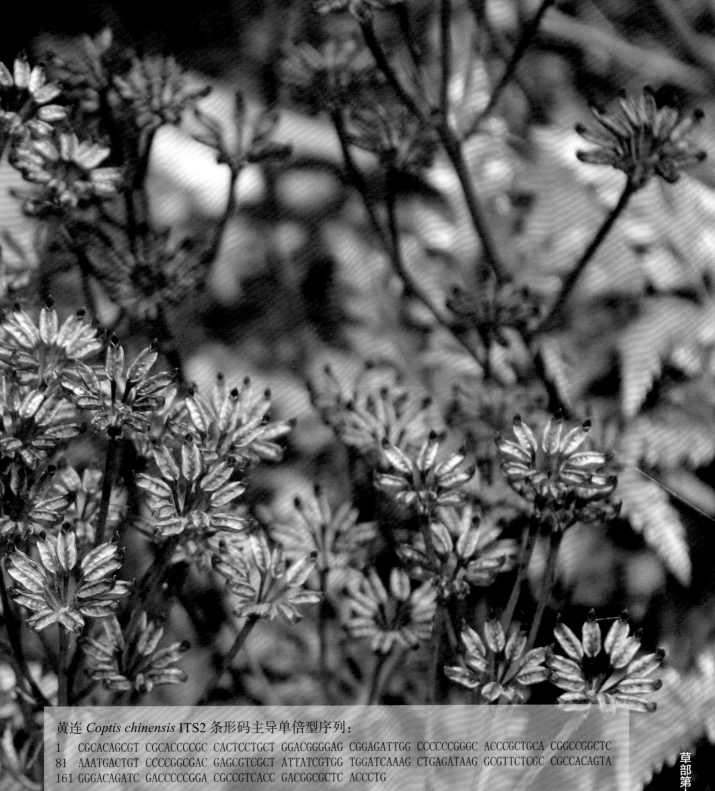

黄连 *Coptis chinensis* ITS2 条形码主导单倍型序列：

```
1    CGCACAGCGT CGCACCCCGC CACTCCTGCT GGACGGGGAG CGGAGATTGG CCCCCCGGGC ACCCGCTGCA CGGCCGGCTC
81   AAATGACTGT CCCCGGCGAC GAGCGTCGCT ATTATCGTGG TGGATCAAAG CTGAGATAAG GCGTTCTCGC CGCCACAGTA
161  GGGACAGATC GACCCCCGGA CGCCGTCACC GACGGCGCTC ACCCTG
```

三角叶黄连 *Coptis deltoidea* ITS2 条形码主导单倍型序列：

```
1    AGGGCACGTC TGCCTGGGCG TCACGCACAG CGTCGCACCC CGCCACTCTT GCTGGACGGG GAGCGGAGAT TGGCCCCCCG
81   GGCACCCGTT GCTCGGTCGG CTCAAATGAT TGTCCCCGGC GACGAGCGTC GCTATCGTGG TGGATCAAAG CTAAGATAGA
161  GACAGTCTCG CCGCCACAGT AGGGACAGAC CGACCCCCGG ACGC
```

云连 *Coptis teeta* ITS2 条形码主导单倍型序列：

```
1    CGCACAGCGT CGCACCCCGC CACTCTTGCT GGACGGGGAG CGGAGATTGG CCCCCCGGGC ACCCGTTGCC CGGTCGGCTC
81   AAACGATTGT CCCCGGCGAC GAGCGTCGCT GTCGTGGTGG ATCGAAAGCT AAGACAGAGG CAGTCTCGCC GCCACAGCAG
161  GGACAGACCG GCCCCCGGAC GCCGTCACCG ACGGCGCTCA CCATG
```

 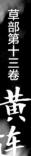

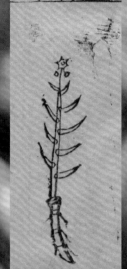

连黄胡

胡黄连

宋《开宝》

‖ 基原 ‖

据《纲目图鉴》《中药志》《中华本草》《大辞典》等综合分析考证，本品为玄参科植物印度胡黄连 *Picrorhiza kurrooa* Royle ex Benth.。分布于喜马拉雅山区西部等。《中华本草》《大辞典》认为本品来源还包括同属植物胡黄连（西藏胡黄连）*P. scrophulariiflora* Pennell。《药典》收载胡黄连药材为玄参科植物胡黄连的干燥根茎。秋季采挖，除去须根和泥沙，晒干。

▷胡黄连的原植物

∥释名∥

割孤露泽。[时珍曰]其性味功用似黄连，故名。割孤露泽，胡语也。

∥集解∥

[恭曰]胡黄连出波斯国，生海畔陆地。苗若夏枯草，根头似鸟嘴，折之内似鹳鸰眼者良。八月上旬采之。[颂曰]今南海及秦陇间亦有之。初生似芦，干则似杨柳枯枝，心黑外黄，不拘时月收采。[承曰]折之尘出如烟者，乃为真也。

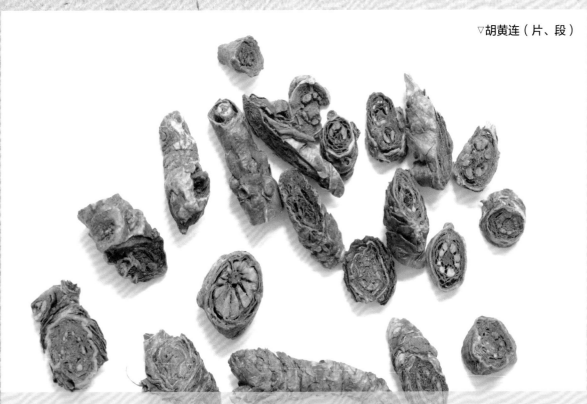

▽胡黄连（片、段）

胡黄连 *Picrorhiza scrophulariiflora* ITS2 条形码主导单倍型序列：

1　CGCATCGCGT CGCCCCCTCC CAATCCCTTG GGATTCGTGT GTGGGGTGGA AAATGGTCTC CCGTGTGCCT TTGTGCTTGC
81　GGTTGGCCCA AATATGATCC TGCATCGATG DATGTCACGA CCAGTGGTGG TTGTAATCTC AATCGAGCTG TCGTGCATCA
161 CCCGTCGCTT GTTAGGGAAT CAAGTTGACC CAATGGTGCT GAATGCGCCT TCGACCG

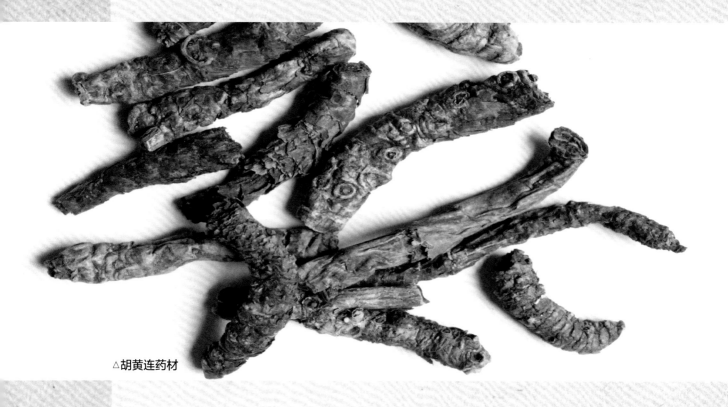

△胡黄连药材

根

‖气味‖

苦，平，无毒。[恭曰] 大寒。恶菊花、玄参、白鲜皮，解巴豆毒。忌猪肉，令人漏精。

‖主治‖

补肝胆，明目，治骨蒸劳热三消，五心烦热，妇人胎蒸虚惊，冷热泄痢，五痔，厚肠胃，益颜色。浸人乳汁，点目甚良。苏恭。治久痢成疳，小儿惊痫寒热不下食，霍乱下痢，伤寒咳嗽温疟，理腰肾，去阴汗。开宝。去果子积。震亨。

‖附方‖

旧二，新一十三。**伤寒劳复**身热，大小便赤如血色。用胡黄连一两，山栀子二两，去壳，入蜜半两，拌和，炒令微焦为末，用猪胆汁和丸梧子大。每服十丸，用生姜二片，乌梅一个，童子小便三合，浸半日去滓，食后暖小便令温吞之，卧时再服，甚效。苏颂图经本草。**小儿潮热**往来盗汗。用南番胡黄连、柴胡等分，为末。炼蜜丸芡子大。每服一丸至五丸，安器中，以酒少许化开，更入水五分，重汤煮二三十沸，和滓服。孙兆秘宝方。**小儿疳热**肚胀潮热发焦，不可用大黄、黄芩伤胃之药，恐生别证。以胡黄连五钱，灵脂一两，为末，雄猪胆汁和丸绿豆大。米饮服，每服一二十丸。全幼心鉴。**肥热疳疾**胡黄连丸：用胡黄连、黄连各半两，朱砂二钱半，为末，入猪胆内扎定，以杖子钓悬于砂锅内，浆水煮一炊久，取出研烂，入芦荟、麝香各一分，饭和丸麻子大。每服五七丸至一二十丸，米饮下。钱乙小儿方诀。**五心烦热**胡黄连末，米饮服一钱。易简方。**小儿疳泻**冷热不调。胡黄连半两，绵姜一两炮，为末。每服半钱，甘草节汤下。卫生总微论。**小儿自汗**盗汗，潮热往来。胡黄连、柴胡等分，为末，蜜丸芡子大。每用一二丸，水化开，入酒少许，重汤煮一二十沸，温服。保幼大全。**小儿黄疸**胡黄连、川黄连各一两，为末，用黄瓜一个，去瓤留盖，入药在内合定，面裹煨熟，去面，捣丸绿豆大，每量大小温水下。总微论。**吐血衄血**胡黄连、生地黄等分，为末，猪胆汁丸梧子大，卧时茅花汤下五十丸。普济方。**血痢不止**胡黄连、乌梅肉、灶下土等分，为末，腊茶清下。普济方。**热痢腹痛**胡黄连末，饭丸梧子大。每米汤下三十丸。鲜于枢钩玄。**婴儿赤目**茶调胡黄连末，涂手足心，即愈。济急仙方。**痈疽疮肿**已溃未溃皆可用之。胡黄连、穿山甲烧存性，等分为末，以茶或鸡子清调涂。简易方。**痔疮疼肿**不可忍者。胡黄连末，鹅胆汁调搽之。孙氏集效方。**怪病血余**方见木部茯苓下。

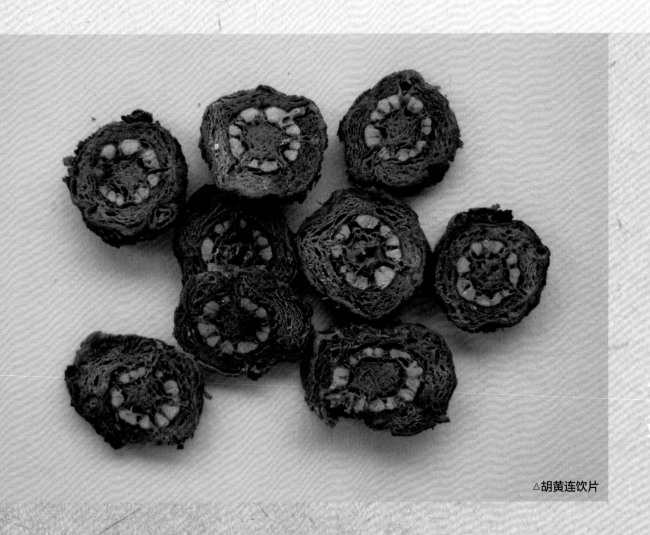

△胡黄连饮片

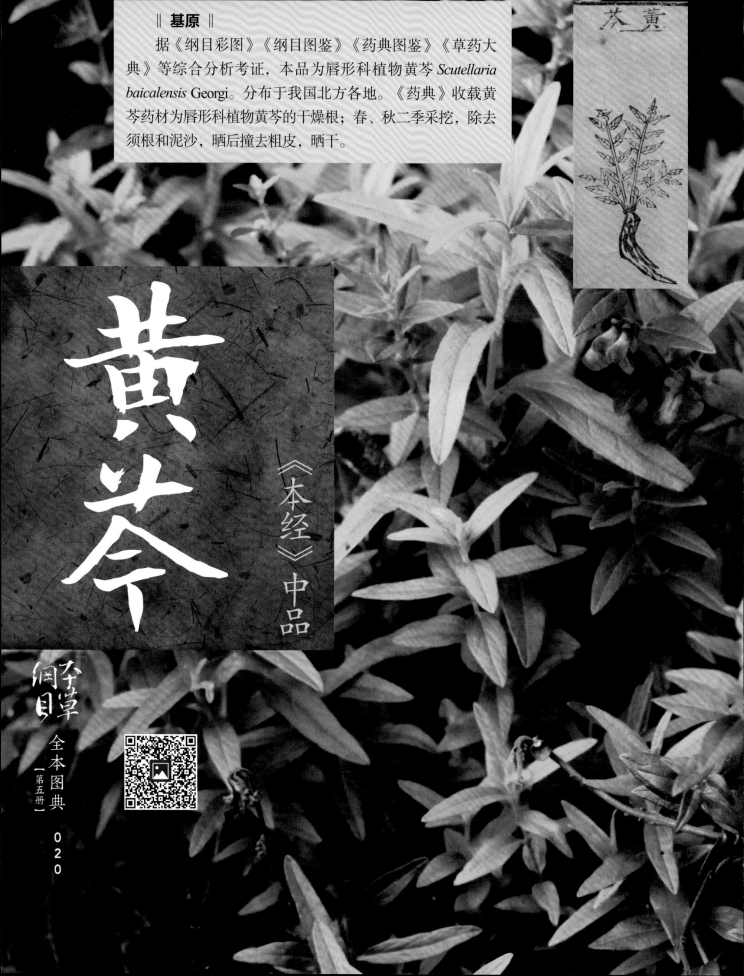

‖ **基原** ‖

据《纲目彩图》《纲目图鉴》《药典图鉴》《草药大典》等综合分析考证，本品为唇形科植物黄芩 *Scutellaria baicalensis* Georgi。分布于我国北方各地。《药典》收载黄芩药材为唇形科植物黄芩的干燥根；春、秋二季采挖，除去须根和泥沙，晒后撞去粗皮，晒干。

黄芩

《本经》中品

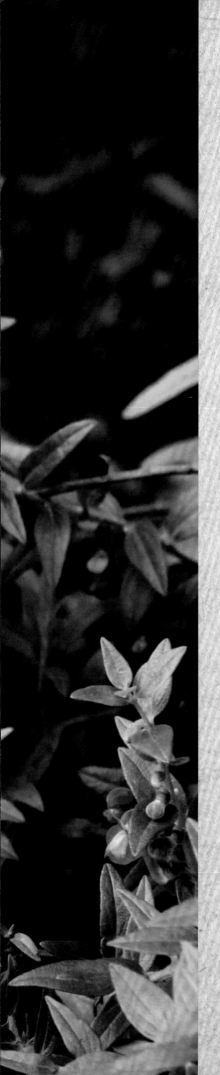

‖释名‖

腐肠本经空肠别录内虚别录妒妇吴普经芩别录黄文别录印头吴普苦督邮记事内实者名子芩弘景条芩纲目狄尾芩唐本鼠尾芩。[弘景曰]圆者名子芩，破者名宿芩，其腹中皆烂，故名腐肠。[时珍曰]芩说文作荃，谓其色黄也。或云芩者黔也，黔乃黄黑之色也。宿芩乃旧根，多中空，外黄内黑，即今所谓片芩，故又有腐肠、妒妇诸名。妒妇心黯，故以比之。子芩乃新根，多内实，即今所谓条芩。或云西芩多中空而色黔，北芩多内实而深黄。

‖集解‖

[别录曰]黄芩生秭归川谷及冤句，三月三日采根阴干。[弘景曰]秭归属建平郡。今第一出彭城，郁州亦有之。惟深色坚实者好。俗方多用，道家不须。[恭曰]今出宜州、鄜州、泾州者佳。兖州大实亦好，名狄尾芩。[颂曰]今川蜀、河东、陕西近郡皆有之。苗长尺余，茎干粗如箸，叶从地四面作丛生，类紫草，高一尺许，亦有独茎者，叶细长青色，两两相对，六月开紫花，根如知母粗细，长四五寸，二月、八月采根暴干。吴普本草云：二月生赤黄叶，两两四四相值。其茎空中，或方圆，高三四尺。四月花紫红赤。五月实黑根黄。二月至九月采。与今所说有小异也。

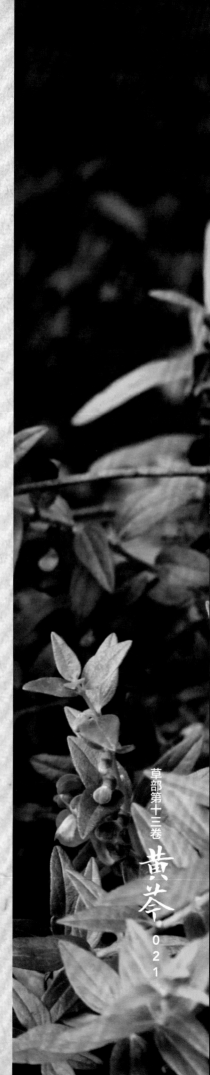

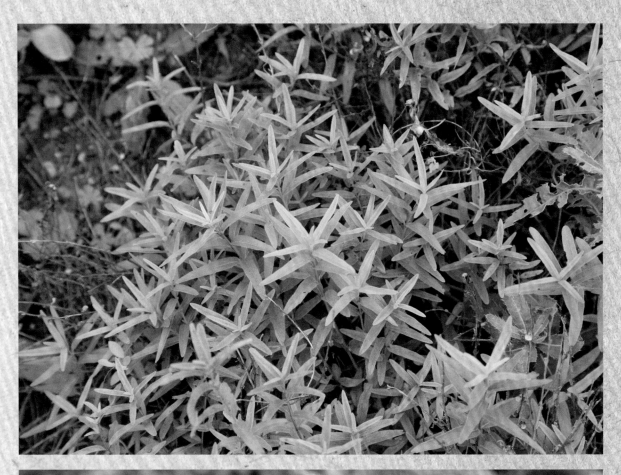

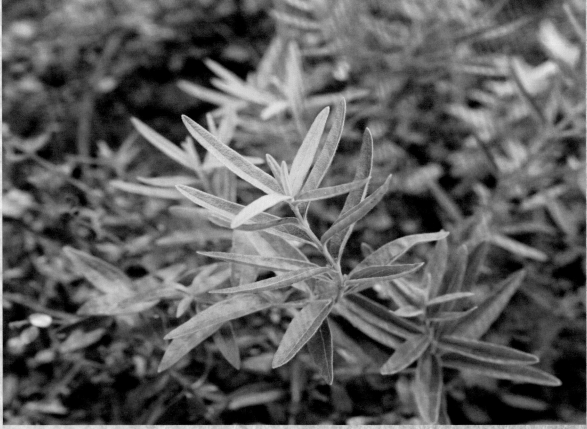

黄芩 *Scutellaria baicalensis* ITS2 条形码主导单倍型序列：

```
1   CGCATCGCGT CGCCCCCCCT CGCACCGCCT CGAGCGGTGC CGTGTGGGGG GGGCGGAGAT TGGCCCCCCG TGCGCCCCGG
81  CGCGCGGCCG GCCCAAATGC GATCCCCCGG CGACGCACGC CCCGACAAGT GGTGGTTGTT TCCTCAACTC GCGTGCTGTC
161 GTGTGCCAAG GCGTCGTCCG TTCGGGAGAG AATCGAAAGA TGAGACCCAA CGGCCATCGT GCCATCGA
```

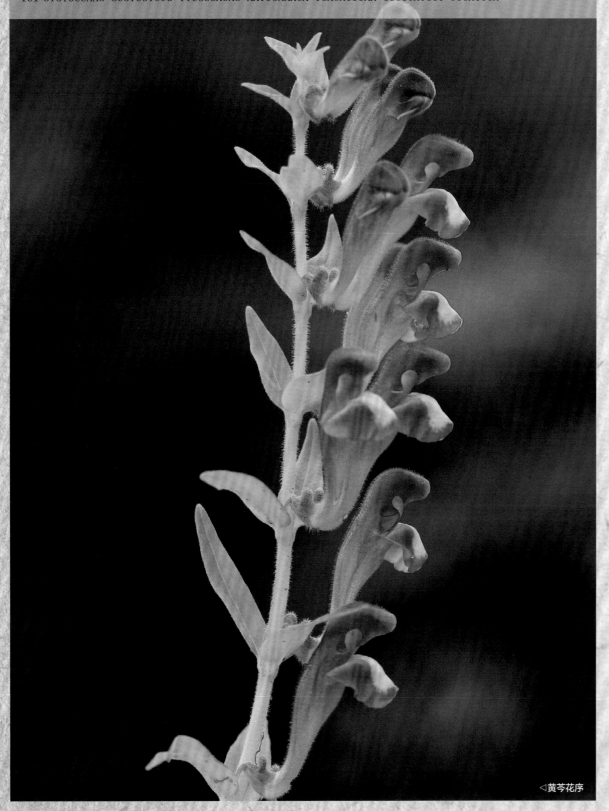

◁黄芩花序

根

‖气味‖

苦，平，无毒。[别录曰] 大寒。[普曰] 神农、桐君、雷公：苦，无毒。李当之：小温。[杲曰] 可升可降，阴也。[好古曰] 气寒，味微苦而甘，阴中微阳，入手太阴血分。[元素曰] 气凉，味苦、甘，气厚味薄，浮而升，阳中阴也，入手少阳、阳明经。酒炒则上行。[之才曰] 山茱萸、龙骨为之使，恶葱实，畏丹砂、牡丹、藜芦。得厚朴、黄连，止腹痛。得五味子、牡蛎，令人有子。得黄芪、白敛、赤小豆，疗鼠瘘。[时珍曰] 得酒，上行。得猪胆汁，除肝胆火。得柴胡，退寒热。得芍药，治下痢。得桑白皮，泻肺火。得白术，安胎。

‖主治‖

诸热黄疸，肠澼泄痢，逐水，下血闭，恶疮疽蚀火疡。本经。疗痰热胃中热，小腹绞痛，消谷，利小肠，女子血闭淋露下血，小儿腹痛。别录。治热毒骨蒸，寒热往来，肠胃不利，破拥气，治五淋，令人宣畅，去关节烦闷，解热渴。甄权。下气，主天行热疾，丁疮排脓，治乳痈发背。大明。凉心，治肺中湿热，泻肺火上逆，疗上热，目中肿赤，瘀血壅盛，上部积血，补膀胱寒水，安胎，养阴退阳。元素。治风热湿热头疼，奔豚热痛，火咳肺痿喉腥，诸失血。时珍。

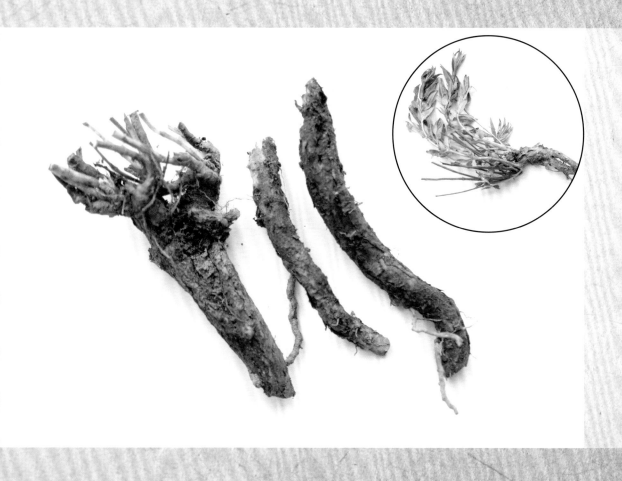

‖ 发明 ‖

[杲曰] 黄芩之中枯而飘者，泻肺火，利气，消痰，除风热，清肌表之热；细实而坚者，泻大肠火，养阴退阳，补膀胱寒水，滋其化源。高下之分与枳实、枳壳同例。[元素曰] 黄芩之用有九：泻肺热，一也；上焦皮肤风热风湿，二也；去诸热，三也；利胸中气，四也；消痰膈，五也；除脾经诸湿，六也；夏月须用，七也；妇人产后养阴退阳，八也；安胎，九也。酒炒上行，主上部积血，非此不能除。下痢脓血，腹痛后重，身热久不能止者，与芍药、甘草同用之。凡诸疮痛不可忍者，宜芩、连苦寒之药，详上下分身梢及引经药用之。[震亨曰] 黄芩降痰，假其降火也。凡去上焦湿热，须以酒洗过用。片芩泻肺火，须用桑白皮佐之。若肺虚者，多用则伤肺，必先以天门冬保定肺气而后用之。黄芩、白术乃安胎圣药，俗以黄芩为寒而不敢用，盖不知胎孕宜清热凉血，血不妄行，乃能养胎。黄芩乃上中二焦药，能降火下行，白术能补脾也。[罗天益曰] 肺主气，热伤气，故身体麻木。又五臭入肺为腥，故黄芩之苦寒，能泻火补气而利肺，治喉中腥臭。[颂曰] 张仲景治伤寒心下痞满泻心汤，凡四方皆用黄芩，以其主诸热、利小肠故也。又太阳病下之利不止，喘而汗出者，有葛根黄芩黄连汤，及主妊娠安胎散，亦多用之。[时珍曰] 洁古张氏言黄芩泻肺火，治脾湿；东垣李氏言片芩治肺火，条芩治大肠火；丹溪朱氏言黄芩治上中二焦火；而张仲景治少阳证小柴胡汤，

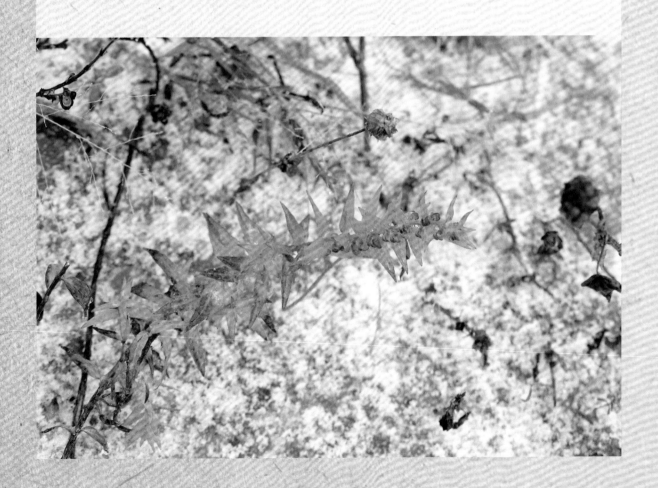

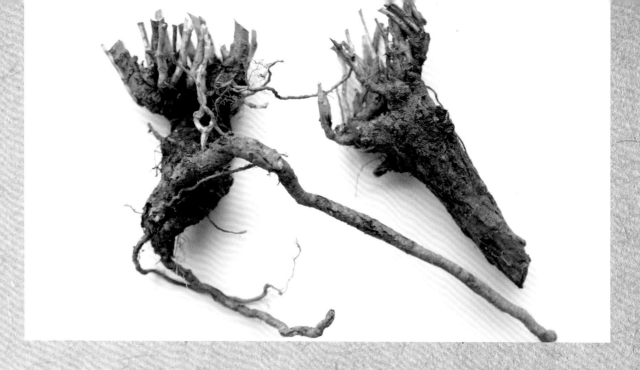

太阳少阳合病下利黄芩汤，少阳证下后心下满而不痛泻心汤，并用之；成无己言黄芩苦而入心，泄痞热。是黄芩能入手少阴阳明、手足太阴少阳六经矣。盖黄芩气寒味苦，色黄带绿，苦入心，寒胜热，泻心火，治脾之湿热，一则金不受刑，一则胃火不流入肺，即所以救肺也。肺虚不宜者，苦寒伤脾胃，损其母也。少阳之证，寒热胸胁痞满，默默不欲饮食，心烦呕，或渴或否，或小便不利。虽曰病在半表半里，而胸胁痞满，实兼心肺上焦之邪。心烦喜呕，默默不欲饮食，又兼脾胃中焦之证。故用黄芩以治手足少阳相火，黄芩亦少阳本经药也。成无己注伤寒论，但云柴胡、黄芩之苦，以发传邪之热，芍药、黄芩之苦，以坚敛肠胃之气，殊昧其治火之妙。杨士瀛直指方云：柴胡退热，不及黄芩。盖亦不知柴胡之退热，乃苦以发之，散火之标也；黄芩之退热，乃寒能胜热，折火之本也。仲景又云：少阳证腹中痛者，去黄芩，加芍药。心下悸，小便不利者，去黄芩，加茯苓。似与别录治少腹绞痛、利小肠之文不合。成氏言黄芩寒中，苦能坚肾，故去之，盖亦不然。至此当以意逆之，辨以脉证可也。若因饮寒受寒，腹中痛，及饮水心下悸，小便不利，而脉不数者，是里无热证，则黄芩不可用也。若热厥腹痛，肺热而小便不利者，黄芩其可不用乎？故善观书者，先求之理，毋徒泥其文。昔有人素多酒欲，病少腹绞痛不可忍，小便如淋，诸药不效。偶用黄芩、木通、甘草三味煎服，遂止。王海藏言有人因虚服附子药多，病小便闭，服芩、连药而愈。此皆热厥之痛也，学者其可拘乎？予年二十时，因感冒咳嗽既久，且犯戒，遂病骨蒸发热，肤如火燎，每日吐痰碗许，暑月烦渴，寝食几废，六脉浮洪。遍服柴胡、麦门冬、荆沥诸药，月余益剧，皆以为必死矣。先君偶思李东垣治肺热如火燎，烦躁引饮而昼盛者，气分热也。宜一味黄芩汤，以泻肺经气分之火。遂按方用片芩一两，水二钟，煎一钟，顿服。次日身热尽退，而痰嗽皆愈。药中肯綮，如鼓应桴，医中之妙，有如此哉。

‖ **附方** ‖

旧三，新一十四。**三黄丸**孙思邈千金方云：巴郡太守奏加减三黄丸：疗男子五痨七伤，消渴不生肌肉，妇人带下，手足寒热，泻五脏火。春三月，黄芩四两，大黄三两，黄连四两。夏三月，黄芩六两，大黄一两，黄连七两。秋三月，黄芩六两，大黄三两，黄连三两。冬三月，黄

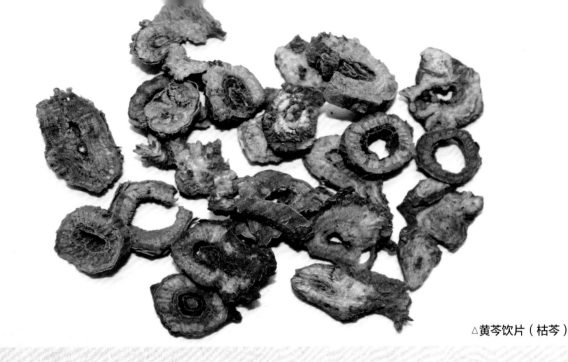

△黄芩饮片（枯芩）

芩三两，大黄五两，黄连二两。三物随时合捣下筛，蜜丸乌豆大。米饮每服五丸，日三。不知，增至七丸。服一月病愈，久服走及奔马，人用有验。禁食猪肉。图经本草。**三补丸**治上焦积热，泻五脏火。黄芩、黄连、黄檗等分，为末，蒸饼丸梧子大，每白汤下二三十丸。丹溪纂要。**肺中有火**清金丸：用片芩炒为末，水丸梧子大。每服二三十丸，白汤下。同上。**肤热如燎**方见发明下。**小儿惊啼**黄芩、人参等分，为末。每服一字，水饮下。普济方。**肝热生翳**不拘大人小儿。黄芩一两，淡豉三两，为末。每服三钱，以熟猪肝裹吃，温汤送下，日二服。忌酒面。卫生家宝方。**少阳头痛**亦治太阳头痛，不拘偏正。小清空膏：用片黄芩酒浸透，晒干为末。每服一钱，茶酒任下。东垣兰室秘藏。**眉眶作痛**风热有痰。黄芩酒浸、白芷等分，为末。每服二钱，茶下。洁古家珍。**吐血衄血**或发或止，积热所致。黄芩一两，去中心黑朽者，为末。每服三钱，水一盏，煎六分，和滓温服。圣惠方。**吐衄下血**黄芩三两，水三升，煎一升半，每温服一盏。亦治妇人漏下血。庞安时总病论。**血淋热痛**黄芩一两，水煎热服。千金方。**经水不断**芩心丸：治妇人四十九岁已后，天癸当住，每月却行，或过多不止。用条芩心二两，米醋浸七日，炙干又浸，如此七次，为末，醋糊丸梧子大。每服七十丸，空心温酒下，日二次。瑞竹堂方。**崩中下血**黄芩为细末，每服一钱，霹雳酒下，以秤锤烧赤，淬酒中也。许学士云：崩中多用止血及补血药。此方乃治阳乘于阴，所谓天暑地热，经水沸溢者也。本事方。**安胎清热**条芩、白术等分，炒为末，米饮和丸梧子大。每服五十丸，白汤下。或加神曲。凡妊娠调理，以四物去地黄，加白术、黄芩为末，常服甚良。丹溪纂要。**产后血渴**饮水不止。黄芩、麦门冬等分，水煎温服，无时。杨氏家藏方。**灸疮血出**一人灸火至五壮，血出不止如尿，手冷欲绝。以酒炒黄芩二钱为末，酒服即止。李楼怪证奇方。**老小火丹**黄芩末，水调涂之。梅师方。

子

|| 主治 ||

肠澼脓血。别录。

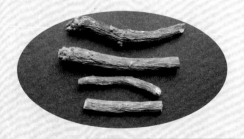

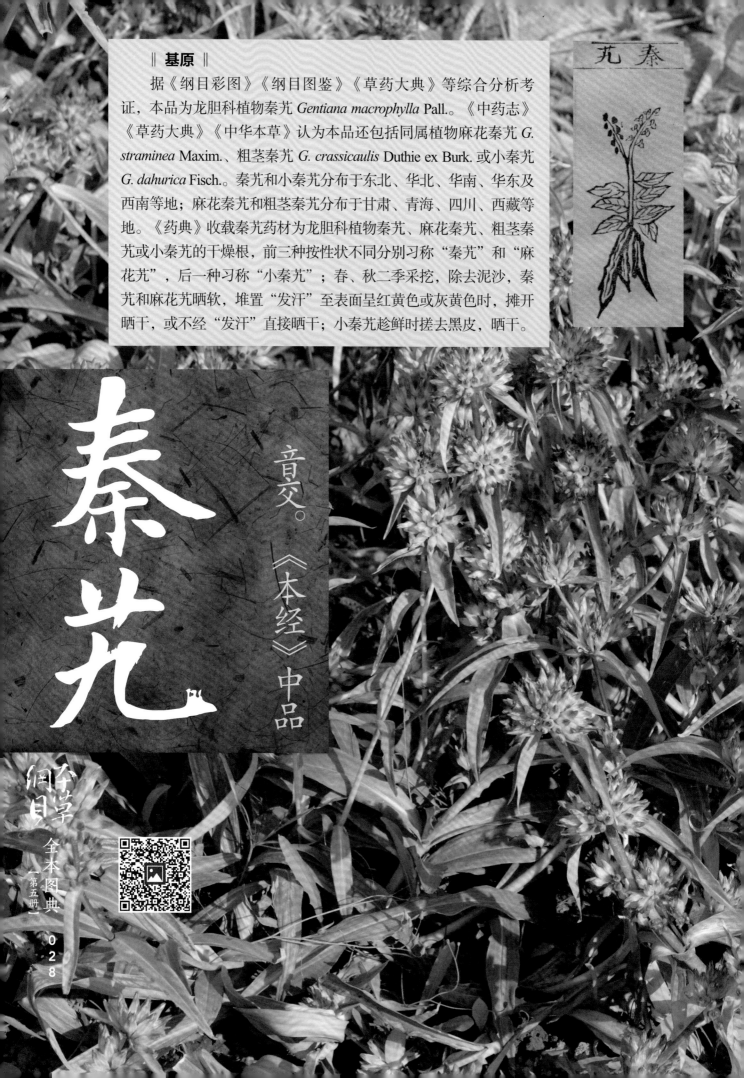

‖ 基原 ‖

据《纲目彩图》《纲目图鉴》《草药大典》等综合分析考证，本品为龙胆科植物秦艽 *Gentiana macrophylla* Pall.。《中药志》《草药大典》《中华本草》认为本品还包括同属植物麻花秦艽 *G. straminea* Maxim.、粗茎秦艽 *G. crassicaulis* Duthie ex Burk. 或小秦艽 *G. dahurica* Fisch.。秦艽和小秦艽分布于东北、华北、华南、华东及西南等地；麻花秦艽和粗茎秦艽分布于甘肃、青海、四川、西藏等地。《药典》收载秦艽药材为龙胆科植物秦艽、麻花秦艽、粗茎秦艽或小秦艽的干燥根，前三种按性状不同分别习称"秦艽"和"麻花艽"，后一种习称"小秦艽"；春、秋二季采挖，除去泥沙，秦艽和麻花艽晒软，堆置"发汗"至表面呈红黄色或灰黄色时，摊开晒干，或不经"发汗"直接晒干；小秦艽趁鲜时搓去黑皮，晒干。

秦艽

音交。《本经》中品

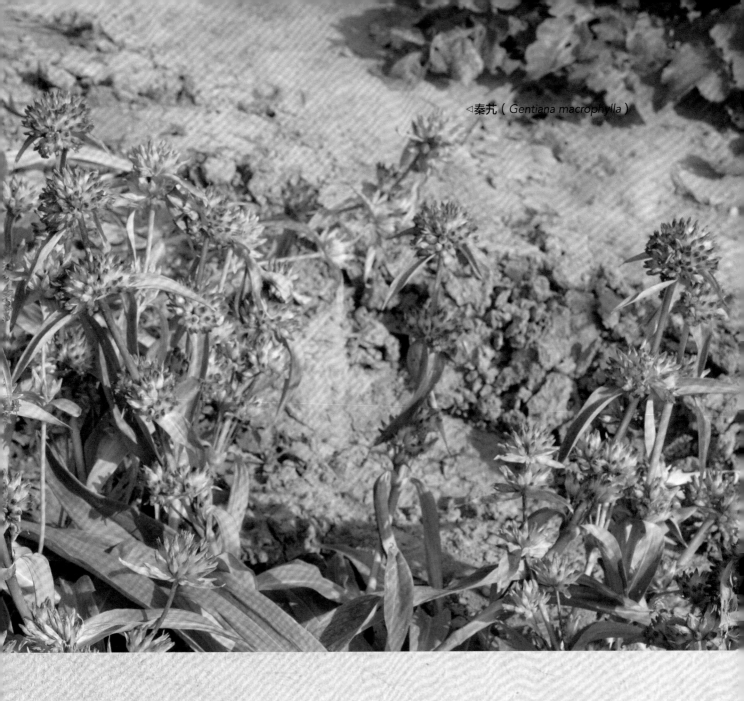

秦艽（*Gentiana macrophylla*）

‖释名‖

秦艽唐本**秦爪**萧炳。[恭曰] 秦艽俗作秦胶，本名秦纠，与纠同。[时珍曰] 秦艽出秦中，以根作罗纹交纠者佳，故名秦艽、秦纠。

‖集解‖

[别录曰] 秦艽生飞鸟山谷，二月八月采根暴干。[弘景曰] 今出甘松、龙洞、蚕陵，以根作罗纹相交长大黄白色者为佳。中多衔土，用宜破去。[恭曰] 今出泾州、鄜州、岐州者良。[颂曰] 今河陕州郡多有之。其根土黄色而相交纠，长一尺以来，粗细不等。枝干高五六寸。叶婆娑，连茎梗俱青色，如莴苣叶。六月中开花紫色，似葛花，当月结子。每于春秋采根阴干。

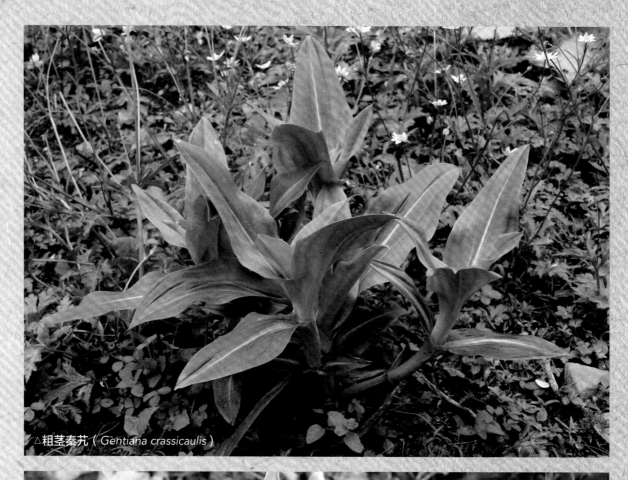

△粗茎秦艽（*Gentiana crassicaulis*）

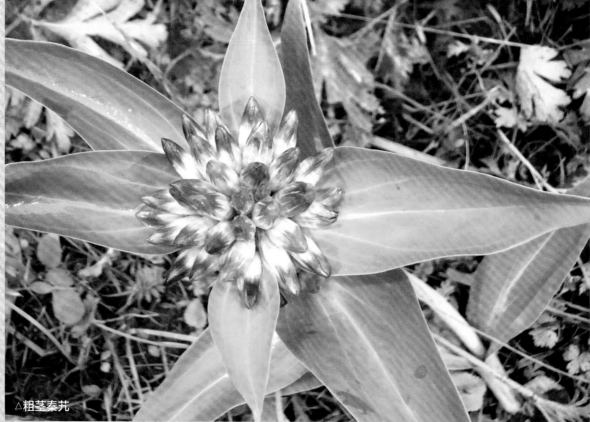

△粗茎秦艽

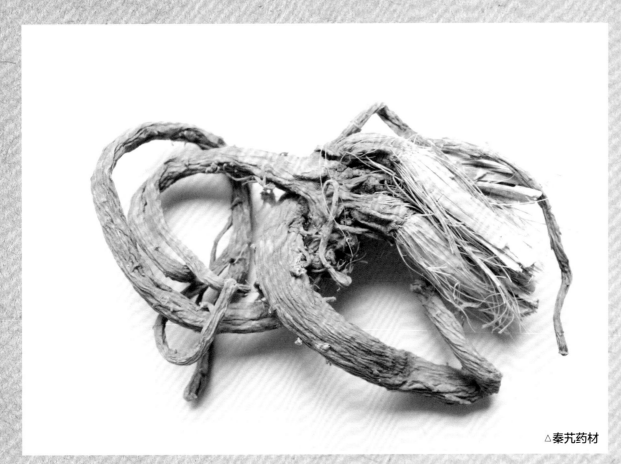

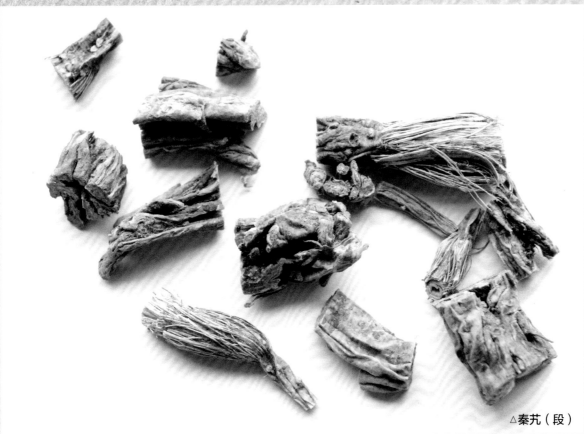

△秦艽（段）

根

‖修治‖

[敩曰] 秦艽须于脚文处认取：左文列为秦，治疾；右文列为艽，即发脚气。凡用秦，以布拭去黄白毛，乃用还元汤浸一宿，日干用。[时珍曰] 秦艽但以左文者为良，分秦与艽为二名，谬矣。

‖气味‖

苦，平，无毒。[别录曰] 辛，微温。[大明曰] 苦，冷。[元素曰] 气微温，味苦、辛，阴中微阳，可升可降，入手阳明经。[之才曰] 菖蒲为之使，畏牛乳。

‖主治‖

寒热邪气，寒湿风痹，肢节痛，下水利小便。本经。疗风无问久新，通身挛急。别录。传尸骨蒸，治疳及时气。大明。牛乳点服，利大小便，疗酒黄、黄疸，解酒毒，去头风。甄权。除阳明风湿，及手足不遂，口噤牙痛口疮，肠风泻血，养血荣筋。元素。泄热益胆气。好古。治胃热虚劳发热。时珍。

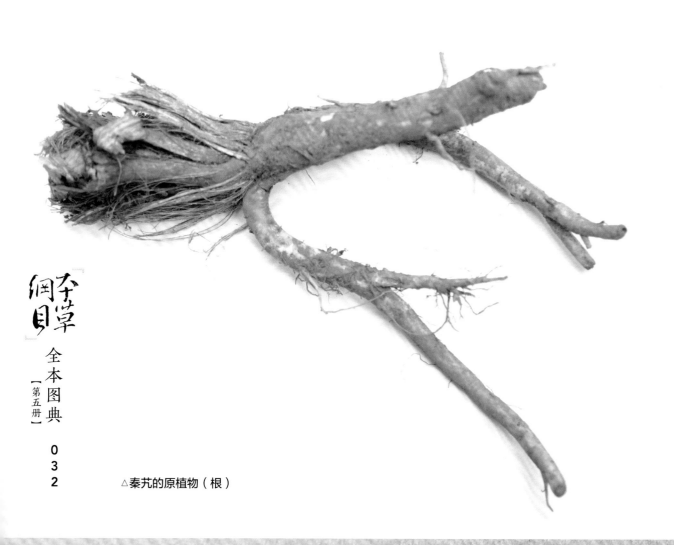

△秦艽的原植物（根）

‖发明‖

[时珍曰] 秦艽，手足阳明经药也，兼入肝胆，故手足不遂，黄疸烦渴之病须之，取其去阳明之湿热也。阳明有湿，则身体酸疼烦热；有热，则日晡潮热骨蒸。所以圣惠方治急劳烦热，身体酸疼，用秦艽、柴胡各一两，甘草五钱，为末，每服三钱，白汤调下。治小儿骨蒸潮热，减食瘦弱，用秦艽、炙甘草各一两，每用一二钱，水煎服之。钱乙加薄荷叶五钱。

‖附方‖

旧五，新六。**五种黄疸**崔元亮海上方云：凡黄有数种：伤酒发黄，误食鼠粪亦作黄，因劳发黄，多痰涕，目有赤脉，益憔悴，或面赤恶心者是也。用秦艽一大两，剉作两帖。每帖用酒半升，浸绞取汁，空腹服，或利便止。就中饮酒人易治，屡用得力。贞元广利方治黄病内外皆黄，小便赤，心烦口干者。以秦艽三两，牛乳一大升，煮取七合，分温再服。此方出于许仁则。又孙真人方：加芒消六钱。**暴泻引饮**秦艽二两，甘草炙半两。每服三钱，水煎服。圣惠方。**伤寒烦渴**心神躁热。用秦艽一两，牛乳一大盏，煎六分，分作二服。太平圣惠方。**急劳烦热**方见发明下。**小儿骨蒸**同上。**小便艰难**或转胞，腹满闷，不急疗，杀人。用秦艽一两，水一

▽麻花秦艽（根）

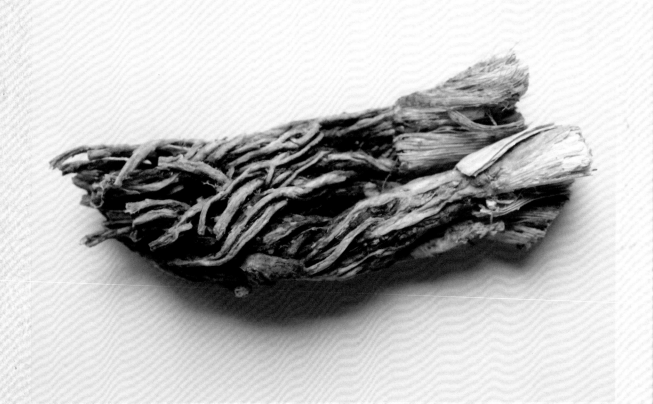

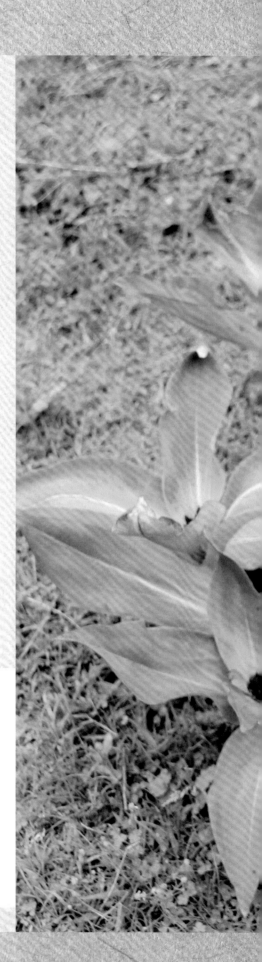

盏，煎六分，分作二服。又方：加冬葵子等分，为末，酒服一匕。圣惠方。**胎动不安**秦艽、甘草炙、鹿角胶炒，各半两，为末。每服三钱，水一大盏，糯米五十粒，煎服。又方：秦艽、阿胶炒、艾叶等分，如上煎服。圣惠方。**发背初起**疑似者。便以秦艽、牛乳煎服，得快利三五行，即愈。崔元亮海上集验方。**疮口不合**一切皆治。秦艽为末掺之。直指方。

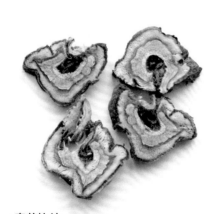

△秦艽饮片

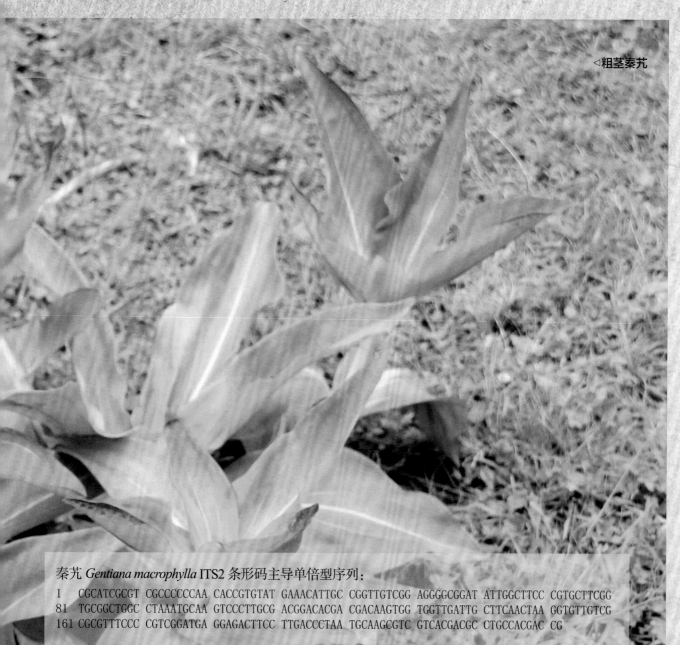

▷粗茎秦艽

秦艽 *Gentiana macrophylla* ITS2 条形码主导单倍型序列：

1   CGCATCGCGT CGCCCCCCAA CACCGTGTAT GAAACATTGC CGGTTGTCGG AGGGGCGGAT ATTGGCTTCC CGTGCTTCGG
81 TGCGGCTGGC CTAAATGCAA GTCCCTTGCG ACGGACACGA CGACAAGTGG TGGTTGATTG CTTCAACTAA GGTGTTGTCG
161 CGCGTTTCCC CGTCGGATGA GGAGACTTCC TTGACCCTAA TGCAAGCGTC GTCACGACGC CTGCCACGAC CG

麻花秦艽 *Gentiana straminea* ITS2 条形码主导单倍型序列：

1   CGCATCGCGT CGCCCCCCAA CACCGTGTAT GAAACATTGC CGGTTGTCGG AGGGGCGGAT ATTGGCTTCC CGTGCTTCGG
81 TGCGGCTGGC CTAAATGCAA GTCCCTTGCG ACGGACACGA CGACAAGTGG TGGTTGATTG CCTCAACTAA GGTGTTGTCG
161 CGCGTTTCCC CGTCGGATGA GGAGACTTCC TTGACCCTAA TGCAAGCGTC GTCACGACGC CTGCCACGAC CG

粗茎秦艽 *Gentiana crassicaulis* ITS2 条形码主导单倍型序列：

1   CGCATCGCGT CGCCCCCCCA ACACCGTGCA TGAAACATTG CCGGTTGTCG GAGGGGCGGA TATTGGCTTC CCGTGCTTCG
81 GTGCGGCTGG CCTAAATGCA AGTCCCTTGC GACGGACACG ACGACAAGTG GTGGTTGATT GCCTCAACTA AGGTGCTGTC
161 GCGCGTTACC CCGTCGGATG AGGAGACTTC TTTGACCCTA ATGCAAGCGT TGTCACGACG CCTGCCACGA CCG

小秦艽 *Gentiana dahurica* ITS2 条形码主导单倍型序列：

1   CGCATCGCGT CGCCCCCCAA CACCGTGTAT GAAACATTGC CGGTTGTCGG AGGGGCGGAT ATTGGCTTCC CGTGCTTCGG
81 TGCGGCTGGC CTAAATGCAA GTCCCTTGCG ACGGACACGA CGACAAGTGG TGGTTGATTG CCTCAACTAA GGTGCTGTCG
161 CGCGTTGCCC CGTCGGATGA GGAGACTTCC TTGACCCTAA TGCAAGCGTC GTCACGACGC CTGCCACGAC CG

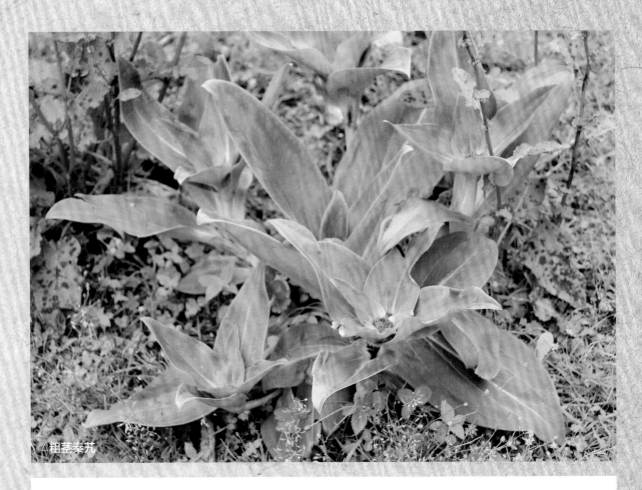

△粗茎秦艽

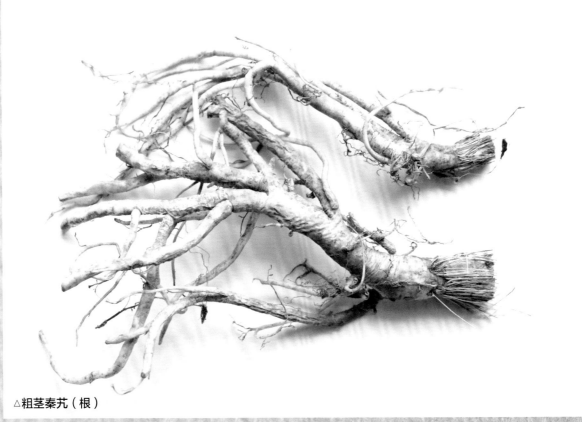

△粗茎秦艽（根）

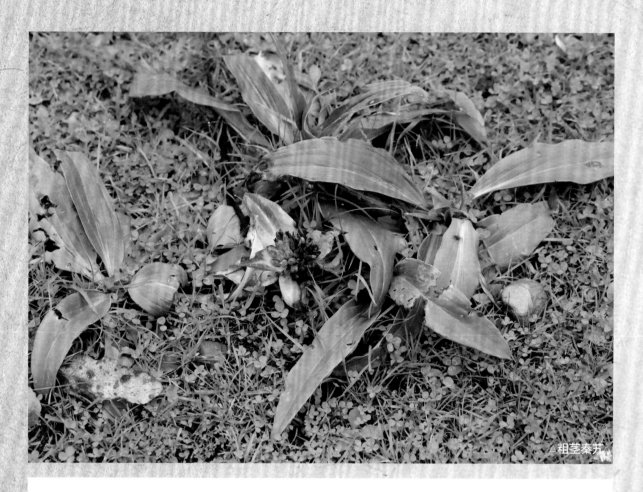

△粗茎秦艽

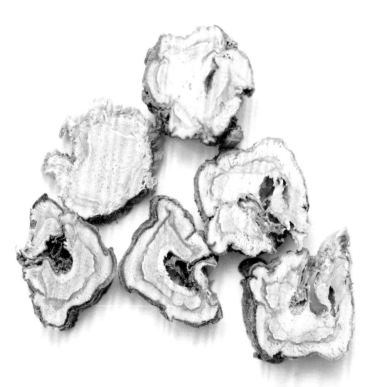

△秦艽（粗茎秦艽）饮片

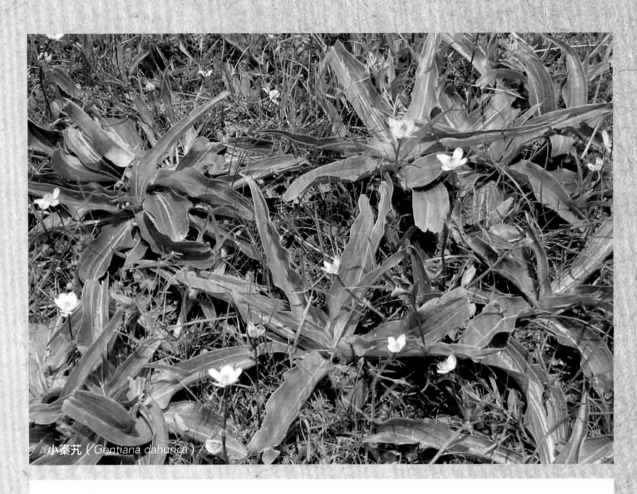

△小秦艽（*Gentiana dahurica*）

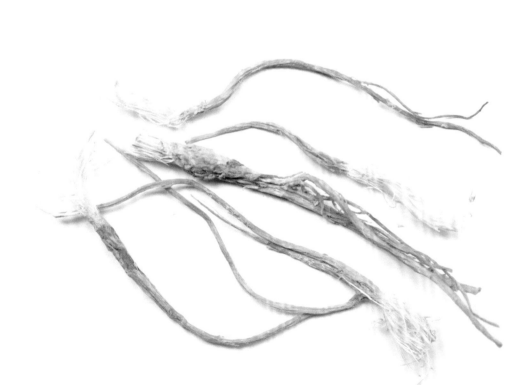

△秦艽（小秦艽）药材

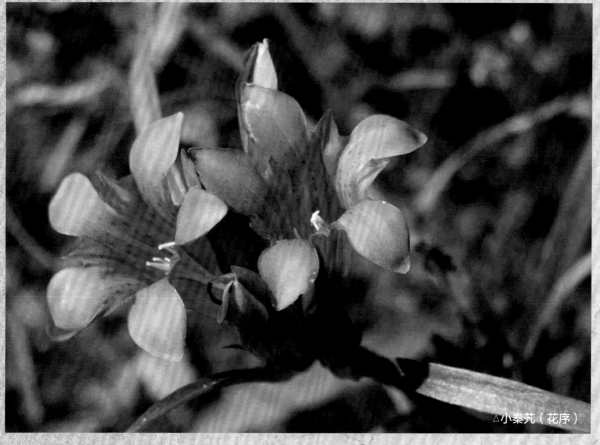

△小秦艽（花序）

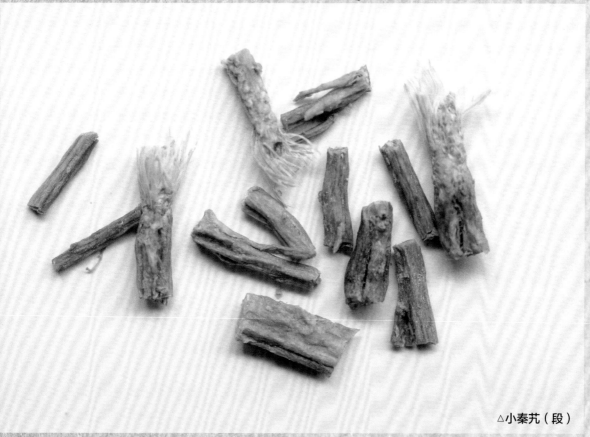

△小秦艽（段）

‖ 基原 ‖

据《纲目彩图》《纲目图鉴》《药典图鉴》等综合分析考证，本品
为伞形科植物柴胡 *Bupleurum chinense* DC. 和狭叶柴胡 *B. scorzonerifolium*
Willd.。《纲目图鉴》认为本品还包括同属植物银州柴胡 *B. yinchowense*
Shan et Y. Li。柴胡分布于东北、华北、西北及华东、华中地区；狭叶柴
胡分布于东北、西北、江苏、安徽、湖北、四川等地；银州柴胡分布于
内蒙古、陕西、宁夏、甘肃等地。《药典》收载柴胡药材为伞形科植物
柴胡或狭叶柴胡的干燥根，按性状不同，分别习称"北柴胡"和"南柴
胡"；春、秋二季采挖，除去茎叶和泥沙，干燥。

柴胡

《本经》上品

本草纲目

全本图典

[第五册]

040

▷柴胡（ *Bupleurum chinense* ）

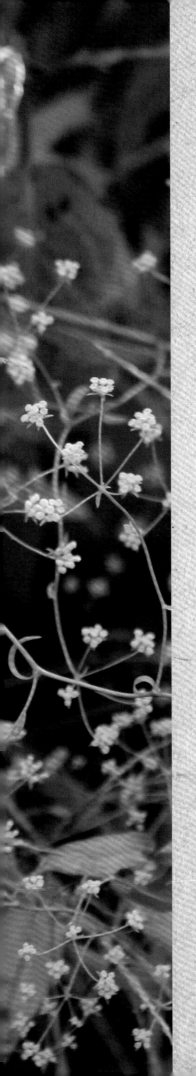

释名

地薰本经**芸蒿**别录**山菜**吴普**茹草**吴普。[恭曰]茈是古柴字。上林赋云茈姜，及尔雅云茈草，并作此茈字。此草根紫色，今太常用柴胡是也。又以木代系，相承呼为柴胡。且检诸本草无名此者。[时珍曰]茈字有柴、紫二音。茈姜、茈草之茈皆音紫，柴胡之茈音柴。茈胡生山中，嫩则可茹，老则采而为柴，故苗有芸蒿、山菜、茹草之名，而根名柴胡也。苏恭之说殊欠明。古本张仲景伤寒论，尚作茈字也。

集解

[别录曰]茈胡叶名芸蒿，辛香可食，生弘农川谷及冤句，二月、八月采根暴干。[弘景曰]今出近道，状如前胡而强。博物志云：芸蒿叶似邪蒿，春秋有白蒻，长四五寸，香美可食，长安及河内并有之。[恭曰]伤寒大小柴胡汤，为痰气之要。若以芸蒿根为之，大谬矣。[颂曰]今关陕、江湖间近道皆有之，以银州者为胜。二月生苗甚香。茎青紫坚硬，微有细线。叶似竹叶而稍紧小，亦有似斜蒿者，亦有似麦门冬叶而短者。七月开黄花。根淡赤色，似前胡而强。生丹州者结青子，与他处者不类。其根似芦头，有赤毛如鼠尾，独窠长者好。[敩曰]茈胡出在平州平县，即今银州银县也。西畔生处，多有白鹤、绿鹤于此飞翔，是柴胡香直上云间，若有过往闻者，皆气爽也。[承曰]柴胡以银、夏者最良，根如鼠尾，长一二尺，香味甚佳。今图经所载，俗不识其真，市人以同、华者代之。然亦胜于他处者，盖银、夏地方多沙，同、华亦沙苑所出也。[机曰]解散用北柴胡，虚热用海阳软柴胡为良。[时珍曰]银州即今延安府神木县，五原城是其废迹。所产柴胡长尺余而微白且软，不易得也。北地所产者，亦如前胡而软，今人谓之北柴胡是也，入药亦良。南土所产者，不似前胡，正如蒿根，强硬不堪使用。其苗有如韭叶者，竹叶者，以竹叶者为胜。其如邪蒿者最下也。按夏小正月令云：仲春芸始生。仓颉解诂云：芸，蒿也。似邪蒿，可食。亦柴胡之类，入药不甚良，故苏恭以为非柴胡云。近时有一种，根似桔梗、沙参，白色而大，市人以伪充银柴胡，殊无气味，不可不辨。

根

‖修治‖

[敩曰] 凡采得银州柴胡，去须及头，用银刀削去赤薄皮少许，以粗布拭净，剉用。勿令犯火，立便无效也。

‖气味‖

苦，平，无毒。[别录曰] 微寒。[普曰] 神农、岐伯、雷公：苦，无毒。[大明曰] 甘。[元素曰] 气味俱轻，阳也，升也，少阳经药，引胃气上升。苦寒以发散表热。[杲曰] 升也，阴中之阳，手足少阳厥阴四经引经药也。在脏主血，在经主气。欲上升，则用根，以酒浸；欲中及下降，则用梢。[之才曰] 半夏为之使，恶皂荚，畏女菀、藜芦。[时珍曰] 行手足少阳，以黄芩为佐；行手足厥阴，以黄连为佐。

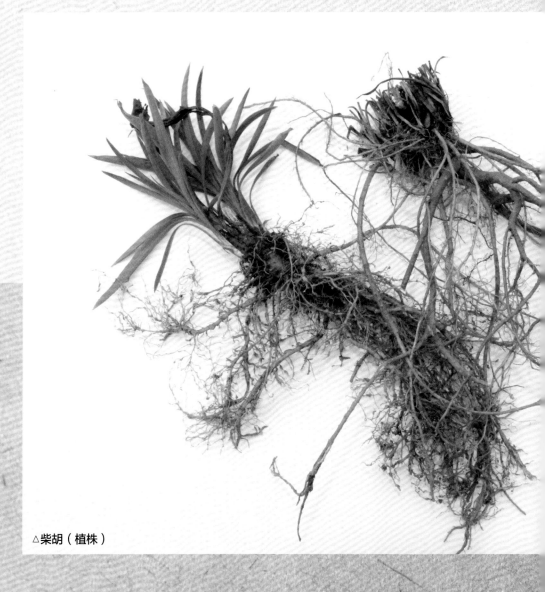

△柴胡（植株）

‖ 主治 ‖

心腹肠胃中结气，饮食积聚，寒热邪气，推陈致新。久服轻身明目益精。本经。除伤寒心下烦热，诸痰热结实，胸中邪气，五脏间游气，大肠停积水胀，及湿痹拘挛，亦可作浴汤。别录。治热劳骨节烦疼，热气肩背疼痛，劳乏羸瘦，下气消食，宣畅气血，主时疾内外热不解，单煮服之良。甄权。五劳七伤，除烦止惊，益气力，消痰止嗽，润心肺，添精髓，健忘。大明。除虚劳，散肌热，去早晨潮热，寒热往来，胆瘅，妇人产前产后诸热，心下痞，胸胁痛。元素。治阳气下陷，平肝胆三焦包络相火，及头痛眩运，目昏赤痛障翳，耳聋鸣，诸疟，及肥气寒热，妇人热入血室，经水不调，小儿痘疹余热，五疳羸热。时珍。

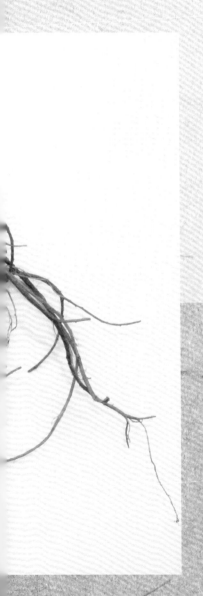

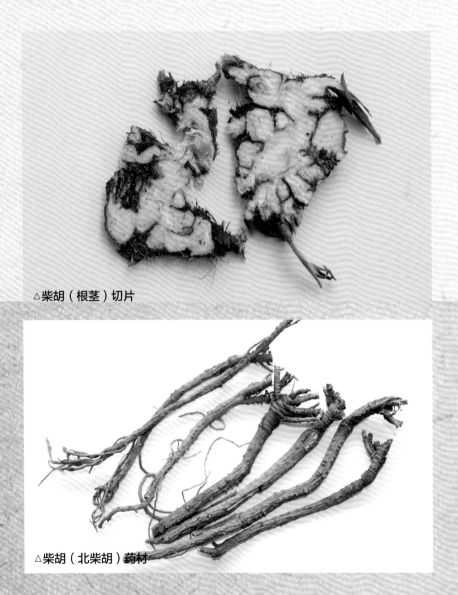

△柴胡（根茎）切片

△柴胡（北柴胡）药材

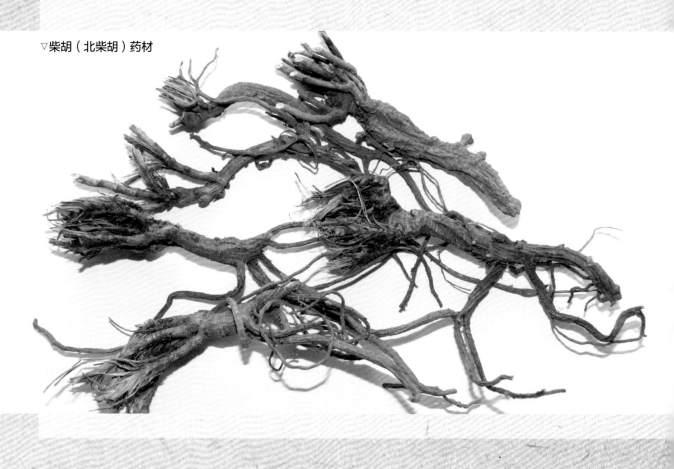

▽柴胡（北柴胡）药材

‖发明‖

[之才曰] 柴胡得桔梗、大黄、石膏、麻子仁、甘草、桂，以水一斗，煮取四升，入消石三方寸匕，疗伤寒寒热头痛，心下烦满。[颂曰] 张仲景治伤寒，有大小柴胡、及柴胡加龙骨、柴胡加芒消等汤，故后人治寒热，此为最要之药。[杲曰] 能引清气而行阳道，伤寒外，诸有热则加之，无热则不加也。又能引胃气上行，升腾而行春令者，宜加之。又凡诸疟以柴胡为君，随所发时所在经分，佐以引经之药。十二经疮疽中，须用柴胡以散诸经血结气聚，功与连翘同也。[好古曰] 柴胡能去脏腑内外俱乏，既能引清气上行而顺阳道，又入足少阳。在经主气，在脏主血。前行则恶热，却退则恶寒。惟气之微寒，味之薄者，故能行经。若佐以三棱、广茂、巴豆之类，则能消坚积，是主血也。妇人经水适来适断，伤寒杂病，易老俱用小柴胡汤，加以四物之类，并秦艽、牡丹皮辈，为调经之剂。又言妇人产后血热必用之

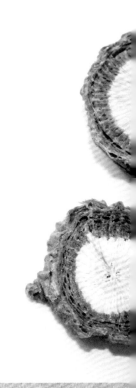

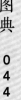

药也。[宗奭曰] 柴胡本经并无一字治劳，今人治劳方中鲜有不用者。呜呼！凡此误世甚多。尝原病劳，有一种其脏虚损，复受邪热，因虚而致劳，故曰劳者牢也，当须斟酌用之，如经验方中治劳热青蒿煎之用柴胡，正合宜尔，服之无不效，热去即须急止。若或无热，得此愈甚，虽至死，人亦不怨，目击甚多。日华子又谓补五劳七伤，药性论亦谓治劳乏羸瘦。若此等病，苟无实热，医者执而用之，不死何待？注释本草，一字亦不可忽。盖万世之后，所误无穷，可不谨哉？如张仲景治寒热往来如疟状，用柴胡汤，正合其宜也。[时珍曰] 劳有五劳，病在五脏。若劳在肝、胆、心，及包络有热，或少阳经寒热者，则柴胡乃手足厥阴少阳必用之药。劳在脾胃有热，或阳气下陷，则柴胡乃引清气、退热必用之药。惟劳在肺、肾者，不用可尔。然东垣李氏言诸有热者宜加之，无热则不加。又言诸经之疟，皆以柴胡为君。十二经疮疽，须用柴胡以散结聚。则是肺疟、肾疟，十二经之疮，有热者皆可用之矣。但要用者精思病原，加减佐使可也。寇氏不分脏腑经络有热无热，乃谓柴胡不治劳乏，一概摈斥，殊非通论。如和剂局方治上下诸血，龙脑鸡苏丸，用银柴胡浸汁熬膏之法，则世人知此意者鲜矣。按庞元英谈薮云：张知阁久病疟，热时如火，年余骨立。医用茸、附诸药，热益甚。召医官孙琳诊之。琳投小柴胡汤一帖，热减十之九，三服脱然。琳曰：此名劳疟，热从髓出，加以刚剂，气血愈亏，安得不瘦？盖热有在皮肤、在脏腑、在骨髓，非柴胡不可。若得银柴胡，只须一服；南方者力减，故三服乃效也。观此则得用药之妙的矣。寇氏之说，可尽凭乎？

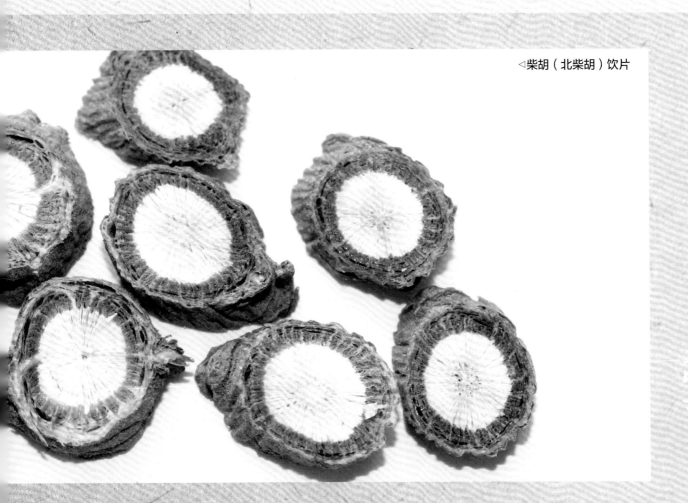

◁柴胡（北柴胡）饮片

‖附方‖

旧一，新五。**伤寒余热**伤寒之后，邪入经络，体瘦肌热，推陈致新，解利伤寒时气伏暑，仓卒并治，不论长幼。柴胡四两，甘草一两，每用三钱，水一盏煎服。许学士本事方。**小儿骨热**十五岁以下，遍身如火，日渐黄瘦，盗汗咳嗽烦渴。柴胡四两，丹砂三两，为末，獭猪胆汁拌和，饭上蒸熟，丸绿豆大。每服一丸，桃仁、乌梅汤下，日三服。圣济总录。**虚劳发热**柴胡、人参等分，每服三钱，姜、枣同水煎服。澹寮方。**湿热黄疸**柴胡一两，甘草二钱半，作一剂，以水一碗，白茅根一握，煎至七分，任意时时服，一日尽。孙尚药秘宝方。**眼目昏暗**柴胡六铢，决明子十八铢，治筛，人乳汁和傅目上，久久夜见五色。千金方。**积热下痢**柴胡、黄芩等分，半酒半水煎七分，浸冷，空心服之。济急方。

苗

‖主治‖

卒聋，捣汁频滴之。千金。

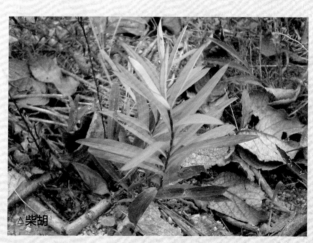

△柴胡

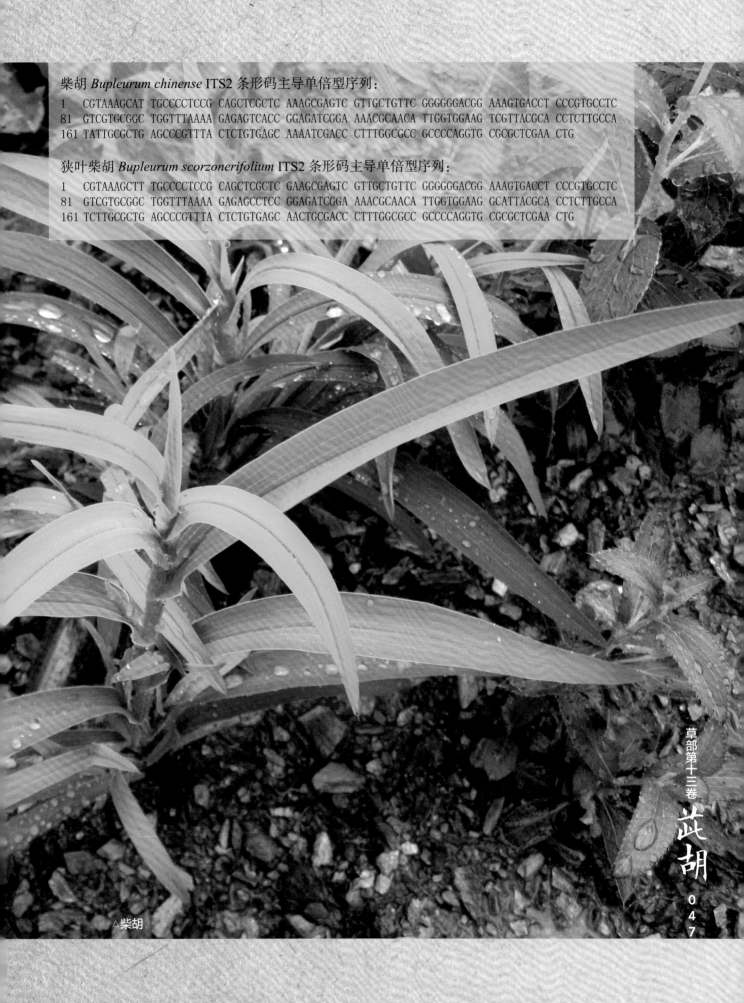

柴胡 *Bupleurum chinense* ITS2 条形码主导单倍型序列：
1   CGTAAAGCAT TGCCCCTCCG CAGCTCGCTC AAAGCGAGTC GTTGCTGTTC GGGGGGACGG AAAGTGACCT CCCGTGCCTC
81 GTCGTGCGGC TGGTTTAAAA GAGAGTCACC GGAGATCGGA AAACGCAACA TTGGTGGAAG TCGTTACGCA CCTCTTGCCA
161 TATTGCGCTG AGCCCGTTTA CTCTGTGAGC AAAATCGACC CTTTGGCGCC GCCCCAGGTG CGCGCTCGAA CTG

狭叶柴胡 *Bupleurum scorzonerifolium* ITS2 条形码主导单倍型序列：
1   CGTAAAGCTT TGCCCCTCCG CAGCTCGCTC GAAGCGAGTC GTTGCTGTTC GGGGGGACGG AAAGTGACCT CCCGTGCCTC
81 GTCGTGCGGC TGGTTTAAAA GAGAGCCTCC GGAGATCGGA AAACGCAACA TTGGTGGAAG GCATTACGCA CCTCTTGCCA
161 TCTTGCGCTG AGCCCGTTTA CTCTGTGAGC AACTGCGACC CTTTGGCGCC GCCCCAGGTG CGCGCTCGAA CTG

△柴胡

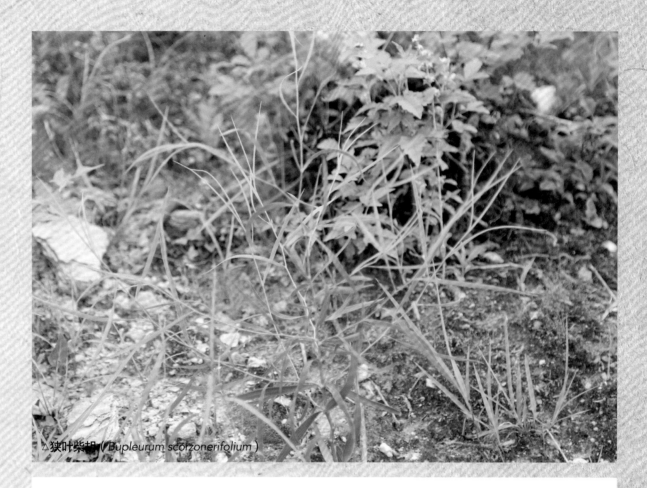

△狭叶柴胡（*Bupleurum scorzonerifolium*）

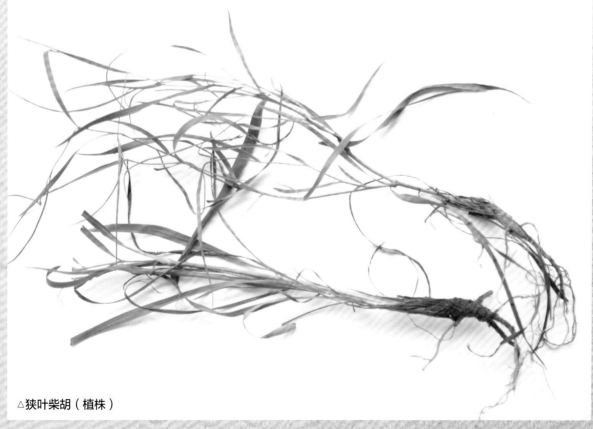

△狭叶柴胡（植株）

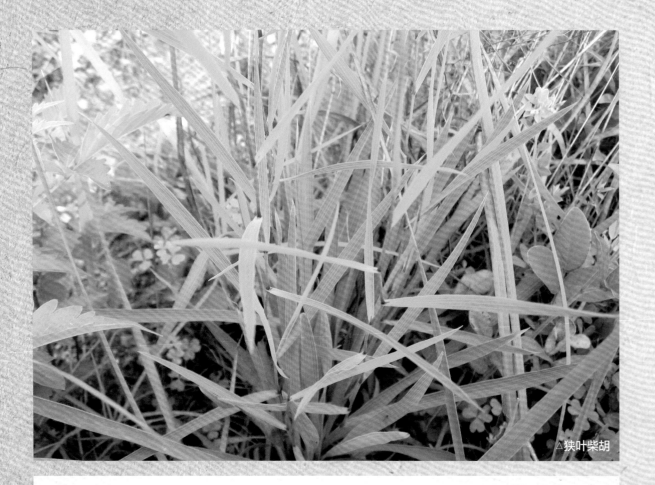

△狭叶柴胡

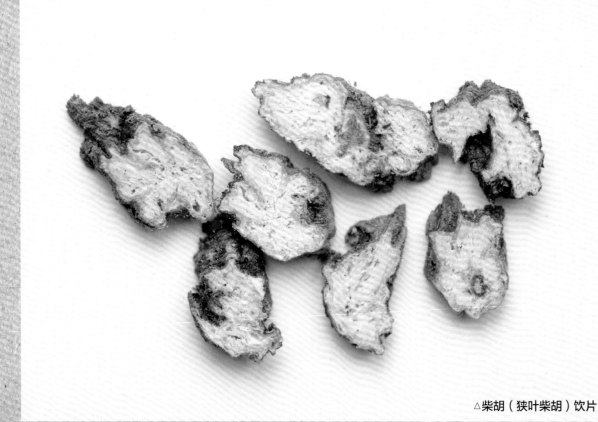

△柴胡（狭叶柴胡）饮片

‖ 基原 ‖

据《纲目图鉴》《药典图鉴》《中药志》及"相关考证"
*等综合分析考证，本品为伞形科植物白花前胡 *Peucedanum praeruptorum* Dunn。分布于江苏、安徽、江西、台湾、湖南、四川等地。《药典》收载前胡药材为伞形科植物白花前胡的干燥根；冬季至次春茎叶枯萎或未抽花茎时采挖，除去须根，洗净，晒干或低温干燥。

＊王惠民．前胡的本草考证 [J]．中国中药杂志，1996(12)：710.

前 胡

前胡

《别录》中品

▷白花前胡（*Peucedanum praeruptorum*）

‖释名‖

[时珍曰] 按孙愐唐韵作濄胡，名义未解。

‖集解‖

[别录曰] 前胡二月、八月采根暴干。[弘景曰] 近道皆有，生下湿地，出吴兴者为胜。根似柴胡而柔软，为疗殆欲同之，本经上品有茈胡而无此，晚来医乃用之。[大明曰] 越、衢、婺、睦等处者皆好，七八月采之，外黑里白。[颂曰] 今陕西、梁汉、江淮、荆襄州郡及相州、孟州皆有之。春生苗，青白色，似斜蒿。初出时有白芽，长三四寸，味甚香美，又似芸蒿。七月内开白花，与葱花相类。八月结实。根青紫色。今鄜延将来者，大与柴胡相似。但柴胡赤色而脆，前胡黄而柔软，为不同尔。一说：今诸方所用前胡皆不同。汴京北地者，色黄白，枯脆绝无气味。江东乃有三四种：一种类当归，皮斑黑，肌黄而脂润，气味浓烈。一种色理黄白，似人参而细短，香味都微。一种如草乌头，肤赤而坚，有两三歧为一本，食之亦戟人咽喉，中破以姜汁渍捣服之，甚下膈解痰实。然皆非真前胡也。今最上者出吴中。又寿春生者，皆类柴胡而大，气芳烈，味亦浓苦，疗痰下气，最胜诸道者。[敩曰] 凡使勿用野蒿根，缘真似前胡，只是味粗酸。若误用之，令人反胃不受食。若是前胡，味甘微苦也。[时珍曰] 前胡有数种，惟以苗高一二尺，色似斜蒿，叶如野菊而细瘦，嫩时可食，秋月开黪白花，类蛇床子花，其根皮黑肉白，有香气为真。大抵北地者为胜，故方书称北前胡云。

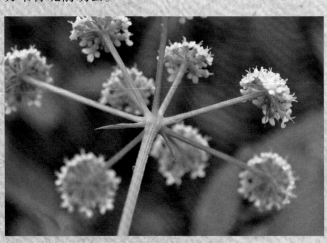

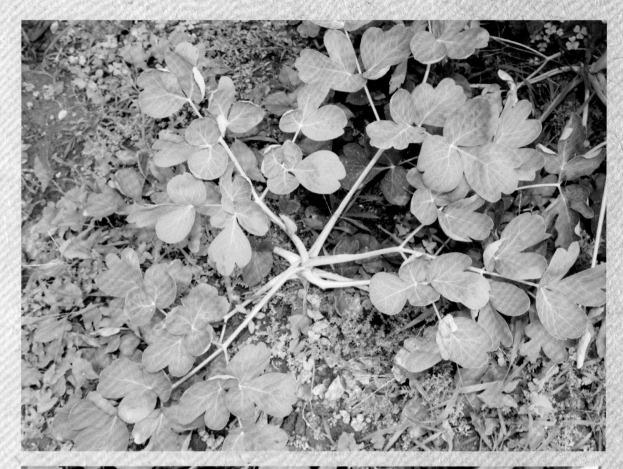

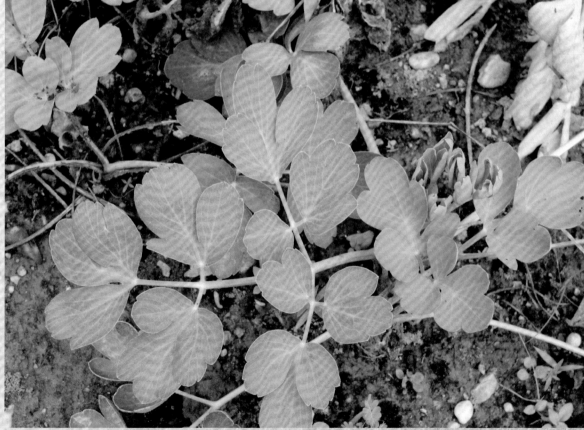

白花前胡 *Peucedanum praeruptorum* ITS2 条形码主导单倍型序列：

1   CGCATCGTCT TTGCCCACAA ACCACTCACA CCTGAGAAGT TGTGTCGGTT TGGTGGCGGA AACTGGCCTC CCGTACCTTG
81   TTGTGCGGTT GGCGGAAAAA TGAGTCTCCG GCGACGGACG TCGCGACATC GGTGGTTGTA AAAGACCCTC TTGTATTGTC
161 GTACGAATCC TCGTCGTCTT AAGAGAGATT CAGGACCCTT AGGCAGCACA CACTCTGTGC GCTTCGACTG

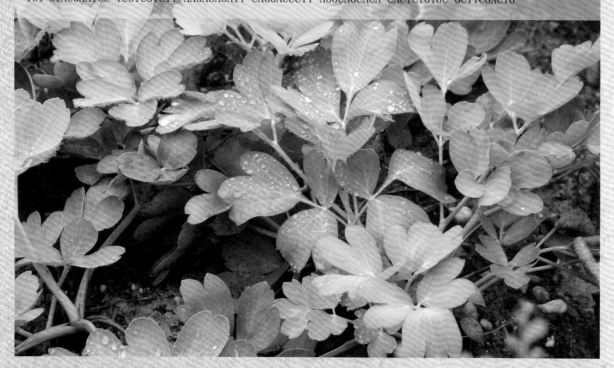

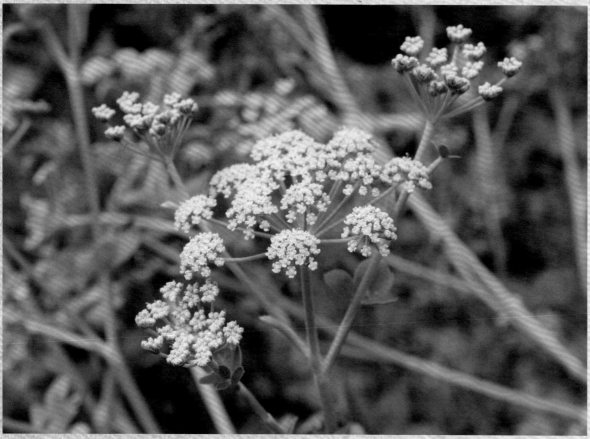

根

‖修治‖

[敩曰] 修事先用刀刮去苍黑皮并髭土了，细剉，以甜竹沥浸令润，日中晒干用。

‖气味‖

苦，微寒，无毒。[权曰] 甘、辛、平。[之才曰] 半夏为之使，恶皂荚，畏藜芦。

‖主治‖

痰满，胸胁中痞，心腹结气，风头痛，去痰下气，治伤寒寒热，推陈致新，明目益精。别录。能去热实，及时气内外俱热，单煮服之。甄权。治一切气，破癥结，开胃下食，通五脏，主霍乱转筋，骨节烦闷，反胃呕逆，气喘咳嗽，安胎，小儿一切疳气。大明。清肺热，化痰热，散风邪。时珍。

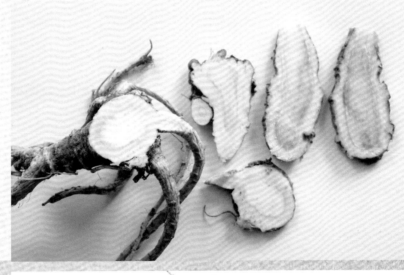

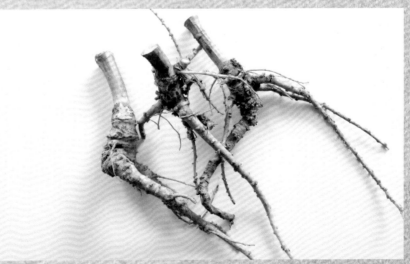

‖发明‖

[时珍曰] 前胡味甘、辛，气微平，阳中之阴，降也。乃手足太阴阳明之药，与柴胡纯阳上升入少阳厥阴者不同也。其功长于下气，故能治痰热喘嗽痞膈呕逆诸疾，气下则火降，痰亦降矣。所以有推陈致新之绩，为痰气要药。陶弘景言其与柴胡同功，非矣。治证虽同，而所入所主则异。

‖附方‖

旧一**小儿夜啼**前胡捣筛，蜜丸小豆大。日服一丸，熟水下，至五六丸，以瘥为度。普济方。

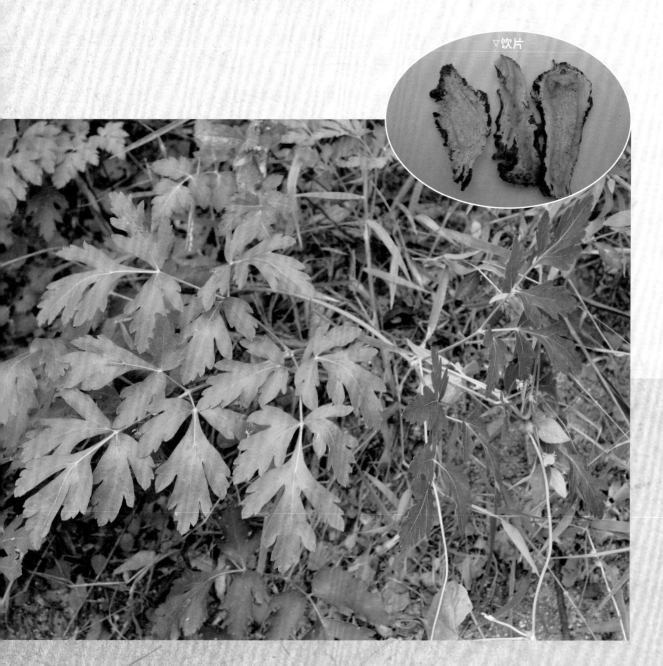

▽饮片

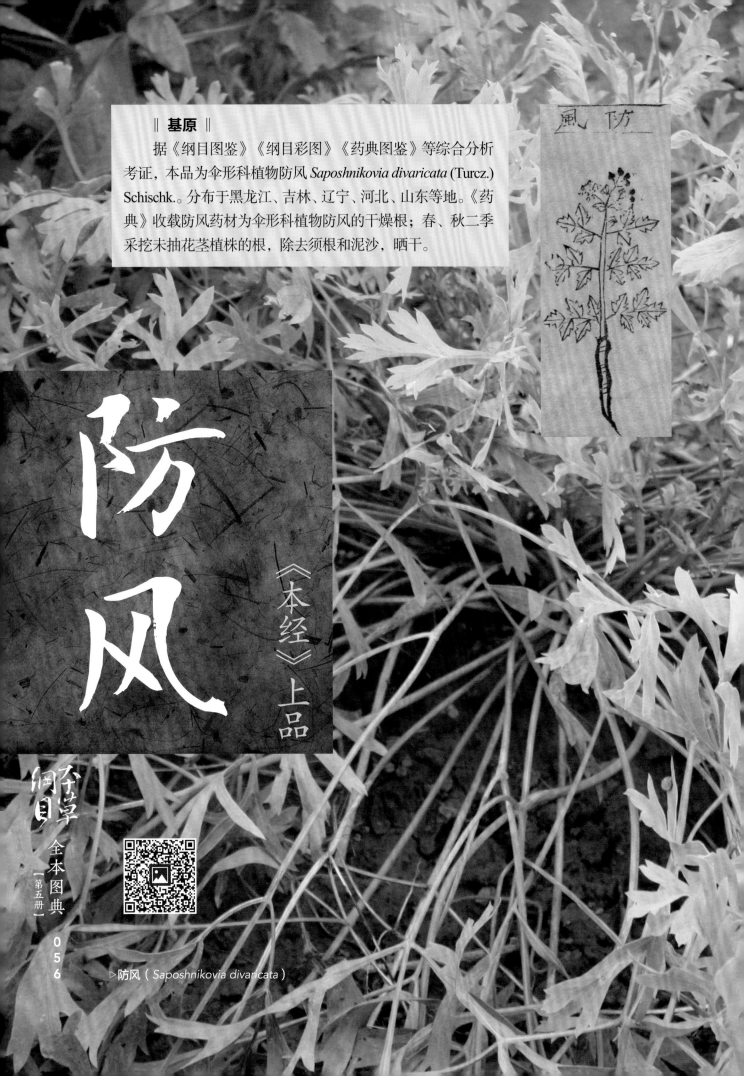

‖ 基原 ‖

据《纲目图鉴》《纲目彩图》《药典图鉴》等综合分析考证，本品为伞形科植物防风 *Saposhnikovia divaricata* (Turcz.) Schischk.。分布于黑龙江、吉林、辽宁、河北、山东等地。《药典》收载防风药材为伞形科植物防风的干燥根；春、秋二季采挖未抽花茎植株的根，除去须根和泥沙，晒干。

防风

《本经》上品

本草纲目
全本图典
[第五册]

▷防风（*Saposhnikovia divaricata*）

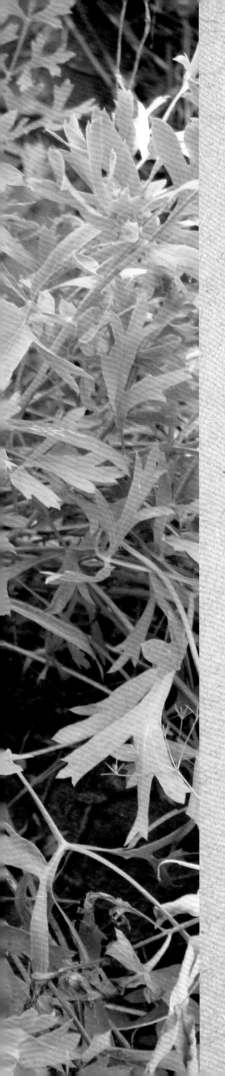

‖释名‖

铜芸本经茴芸吴普茴草别录屏风别录简根别录百枝别录百蜚吴普。[时珍曰] 防者，御也。其功疗风最要，故名。屏风者，防风隐语也。曰芸、曰茴、曰简者，其花如茴香，其气如芸蒿、简兰也。

‖集解‖

[别录曰] 防风生沙苑川泽及邯郸、琅琊、上蔡，二月、十月采根暴干。[普曰] 正月生叶细圆，青黑黄白。五月黄花。六月结实黑色。[弘景曰] 郡县无名沙苑。今第一出彭城兰陵，即近琅琊者。郁州百市亦有之。次出襄州、义阳县界，亦可用。惟以实而脂润，头节坚如蚯蚓头者为好。[恭曰] 今出齐州龙山最善，淄州、兖州、青州者亦佳。叶似牡蒿、附子苗等。沙苑在同州南，亦出防风，轻虚不如东道者，陶云无沙苑误矣。[颂曰] 今汴东、淮浙州郡皆有之。茎叶俱青绿色，茎深而叶淡，似青蒿而短小。春初时嫩紫红色，江东宋亳人采作菜茹，极爽口。五月开细白花，中心攒聚作大房，似莳萝花。实似胡荽子而大。根土黄色，与蜀葵根相类，二月、十月采之。关中生者，三月、六月采之，然轻虚不及齐州者良。又有石防风，出河中府，根如蒿根而黄，叶青花白，五月开花，六月采根暴干，亦疗头风眩痛。[时珍曰] 江淮所产多是石防风，生于山石之间。二月采嫩苗作菜，辛甘而香，呼为珊瑚菜。其根粗丑，其子亦可种。吴绶云：凡使以黄色而润者为佳，白者多沙条，不堪。

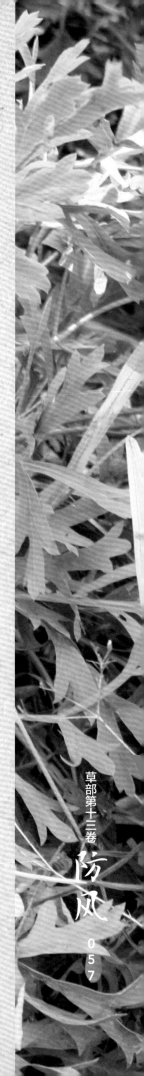

‖气味‖

甘，温，无毒。[别录曰] 辛，无毒。又头者令人发狂，又尾者发人痼疾。[普曰] 神农、黄帝、岐伯、桐君、雷公、扁鹊：甘，无毒。[李当之] 小寒。[元素曰] 味辛而甘，气温，气味俱薄，浮而升，阳也。手足太阳经之本药。[好古曰] 又行足阳明、太阴二经，为肝经气分药。[杲曰] 防风能制黄芪，黄芪得防风其功愈大，乃相畏而相使者也。[之才曰] 得葱白能行周身，得泽泻、藁本疗风，得当归、芍药、阳起石、禹余粮疗妇人子脏风。畏萆薢，杀附子毒，恶藜芦、白敛、干姜、芫花。

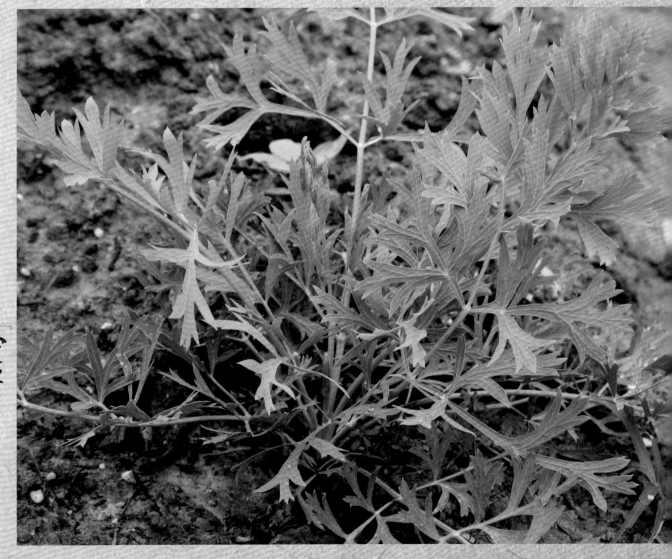

‖主治‖

大风，头眩痛恶风，风邪目盲无所见，风行周身，骨节疼痛，久服轻身。本经。烦满胁痛，风头面去来，四肢挛急，字乳金疮内痉。别录。治三十六般风，男子一切劳劣，补中益神，风赤眼，止冷泪及瘫痪，通利五脏关脉，五劳七伤，羸损盗汗，心烦体重，能安神定志，匀气脉。大明。治上焦风邪，泻肺实，散头目中滞气，经络中留湿，主上部见血。元素。搜肝气。好古。

叶

‖主治‖

中风热汗出。别录。[颂曰] 江东一种防风，茹其嫩苗，云动风，与此文相反，岂别是一物耶？

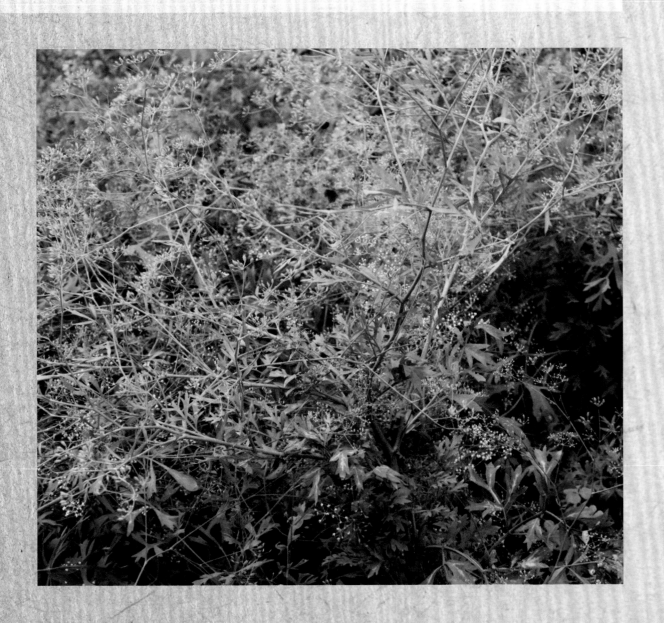

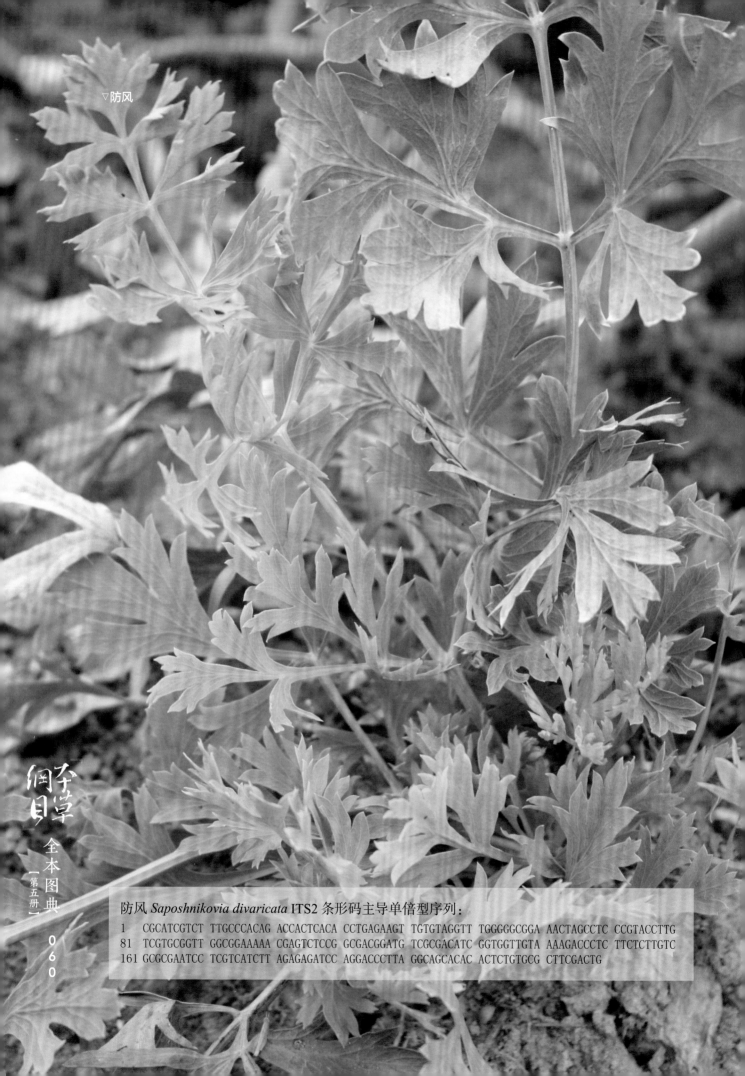

▽防风

防风 *Saposhnikovia divaricata* ITS2 条形码主导单倍型序列：

1　CGCATCGTCT TTGCCCACAG ACCACTCACA CCTGAGAAGT TGTGTAGGTT TGGGGGCGGA AACTAGCCTC CCGTACCTTG
81　TCGTGCGGTT GGCGGAAAAA CGAGTCTCCG GCGACGGATG TCGCGACATC GGTGGTTGTA AAAGACCCTC TTCTCTTGTC
161　GCGCGAATCC TCGTCATCTT AGAGAGATCC AGGACCCTTA GGCAGCACAC ACTCTGTGCG CTTCGACTG

花

‖**主治**‖

四肢拘急，行履不得，经脉虚羸，骨节间痛，心腹痛。甄权。

子

‖**主治**‖

疗风更优，调食之。苏恭。

‖**发明**‖

[元素曰] 防风，治风通用，身半已上风邪用身，身半已下风邪用梢，治风去湿之仙药也，风能胜湿故尔。能泻肺实，误服泻人上焦元气。[杲曰] 防风治一身尽痛，乃卒伍卑贱之职，随所引而至，乃风药中润剂也。若补脾胃，非此引用不能行。凡脊痛项强，不可回顾，腰似折，项似拔者，乃手足太阳证，正当用防风。凡疮在胸膈已上，虽无手足太阳证，亦当用之，为能散结，去上部风。病人身体拘倦者，风也，诸疮见此证亦须用之。钱仲阳泻黄散中倍用防风者，乃于土中泻木也。

‖**附方**‖

旧二，新九。**自汗不止**防风去芦为末，每服二钱，浮麦煎汤服。朱氏集验方：防风用麸炒，猪皮煎汤下。**睡中盗汗**防风二两，芎䓖一两，人参半两，为末。每服三钱，临卧饮下。易简方。**消风顺气**老人大肠秘涩。防风、枳壳麸炒一两，甘草半两，为末，每食前白汤服二钱。简便方。**偏正头风**防风、白芷等分，为末，炼蜜丸弹子大。每嚼一丸，茶清下。普济方。**破伤中风**牙关紧急。天南星、防风等分，为末。每服二三匙，童子小便五升，煎至四升，分二服，即止也。经验后方。**小儿解颅**防风、白及、柏子仁等分，为末。以乳汁调涂，一日一换。养生主论。**妇人崩中**独圣散：用防风去芦头，炙赤为末。每服一钱；以面糊酒调下，更以面糊酒投之，此药累经效验。一方：加炒黑蒲黄等分。经验方。**解乌头毒**附子、天雄毒。并用防风煎汁饮之。千金方。**解芫花毒**同上。**解野菌毒**同上。**解诸药毒**已死，只要心间温暖者，乃是热物犯之，只用防风一味，擂冷水灌之。万氏积善堂。

◁饮片

基原

据《纲目图鉴》及相关考证*等综合分析，本品为伞形科植物羌活 *Notopterygium inchum* Ting ex H.T.Chang 的根。《纲目彩图》《中药志》《药典图鉴》《草药大典》均收载独活为伞形科植物重齿毛当归 *Angelica pubescens* Maxim.f.biserrata Shan et Yuan。羌活分布于陕西、甘肃、青海、四川、云南等地；独活分布于湖北、江西、安徽、浙江、四川、云南等地。《药典》收载独活药材为伞形科植物重齿毛当归的干燥根；春初苗刚发芽或秋末茎叶枯萎时采挖，除去须根和泥沙，烘至半干，堆置 2～3 天，发软后再烘至全干。收载羌活药材为伞形科植物羌活或宽叶羌活 *Notopterygium franchetii* H. de Boiss. 的干燥根茎和根；春、秋二季采挖，除去须根及泥沙，晒干。

*王忠壮等. 中药独活、九眼独活及羌活的本草考证和资源调查 [J]. 中国中药杂志，1995(09)：515.

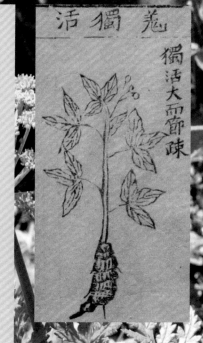

活獨羌

獨活大而節疏

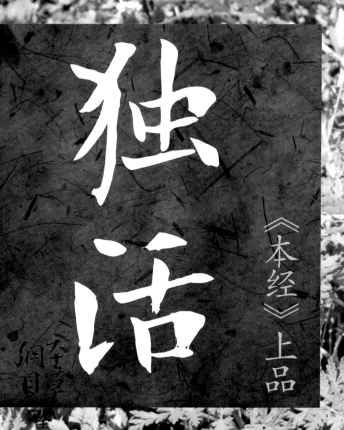

独活

《本经》上品

▷羌活（*Notopterygium inchum*）

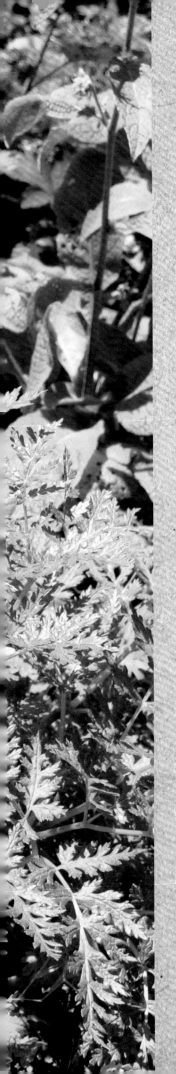

‖释名‖

羌活本经 羌青本经 独摇草别录 护羌使者本经 胡王使者吴普 长生草。[弘景曰] 一茎直上,不为风摇,故曰独活。[别录曰] 此草得风不摇,无风自动,故名独摇草。[大明曰] 独活,是羌活母也。[时珍曰] 独活以羌中来者为良,故有羌活、胡王使者诸名,乃一物二种也。正如川芎、抚芎、白术、苍术之义,入用微有不同,后人以为二物者非矣。

‖集解‖

[别录曰] 独活生雍州川谷,或陇西南安,二月、八月采根暴干。[弘景曰] 此州郡县并是羌地。羌活形细而多节软润,气息极猛烈。出益州北都西川者为独活,色微白,形虚大,为用亦相似而小不如。至易蛀,宜密器藏之。[颂曰] 独活、羌活今出蜀汉者佳。春生苗叶如青麻。六月开花作丛,或黄或紫。结实时叶黄者,是夹石上所生;叶青者,是土脉中所生。本经云二物同一类。今人以紫色而节密者为羌活,黄色而作块者为独活。而陶隐居言独活色微白,形虚大,用与羌活相似。今蜀中乃有大独活,类桔梗而大,气味亦不与羌活相类,用之微寒而少效。今又有独活,亦自蜀中来,类羌活,微黄而极大,收时寸解干之,气味亦芳烈,小类羌活,又有槐叶气者,今京下多用之,极效验,意此为真者。而市人或择羌活之大者为独活,殊未为当。大抵此物有两种:西蜀者,黄色,香如蜜;陇西者,紫色,秦陇人呼为山前独活。古方但用独活,今方既用独活而又用羌活,兹为谬矣。[机曰] 本经独活一名羌活,本非二物。后人见其形色气味不同,故为异论。然物多不齐,一种之中自有不同。仲景治少阴所用独活,必紧实者;东垣治太阳所用羌活,必轻虚者。正如黄芩取枯飘者名片芩治太阴,条实者名子芩治阳明之义同也。况古方但用独活无羌活,今方俱用,不知病宜两用耶? 抑未之考耶? [时珍曰] 独活、羌活乃一类二种,以中国者为独活,西羌者为羌活,苏颂所说颇明。按王贶易简方云:羌活须用紫色有蚕头鞭节者。独活是极大羌活有臼如鬼眼者,寻常皆以老宿前胡为独活者,非矣。近时江淮山中出一种土当归,长近尺许,白肉黑皮,气亦芬香,如白芷气,人亦谓之水白芷,用充独活,解散亦或用之,不可不辨。

根

‖修治‖

[敩曰] 采得细剉，以淫羊藿拌挹，二日，暴干去藿，用，免烦人心。[时珍曰] 此乃服食家治法，寻常去皮或焙用尔。

‖气味‖

苦、甘，平，无毒。[别录曰] 微温。[权曰] 苦、辛。[元素曰] 独活微温，甘、苦、辛，气味俱薄，浮而升，阳也，足少阴行经气分之药。羌活性温，辛苦，气味俱薄，浮而升，阳也，手足太阳行经风药，并入足厥阴少阴经气分。[之才曰] 豚实为之使。[弘景曰] 药无豚实，恐是蠡实也。

‖主治‖

风寒所击，金疮止痛，奔豚痫痓，女子疝瘕。久服轻身耐老。本经。疗诸贼风，百节痛风，无问久新。别录。独活：治诸中风湿冷，奔喘逆气，皮肤苦痒，手足挛痛劳损，风毒齿痛。羌活：治贼风失音不语，多痒，手足不遂，口面㖞斜，遍身痛痹、血癞。甄权。羌、独活：治一切风并气，筋骨挛拳，骨节酸疼，头旋目赤疼痛，五劳七伤，利五脏及伏梁水气。大明。治风寒湿痹，酸痛不仁，诸风掉眩，颈项难伸。李杲。去肾间风邪，搜肝风，泻肝气，治项强、腰脊痛。好古。散痈疽败血。元素。

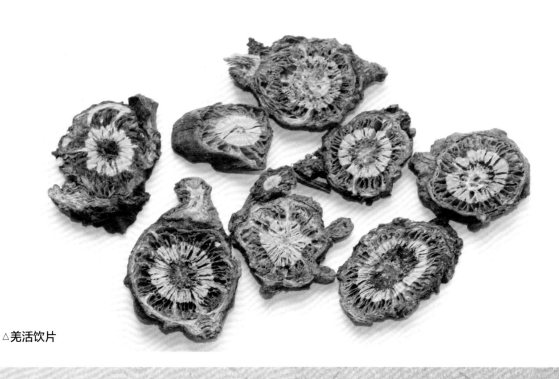

△羌活饮片

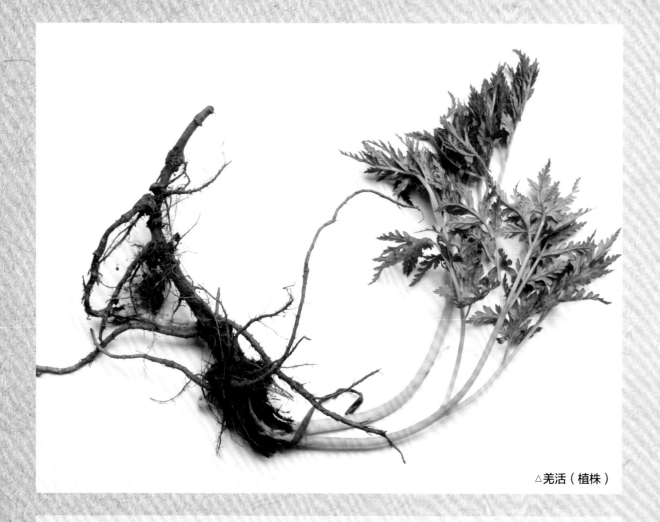

△羌活（植株）

‖发明‖

[恭曰] 疗风宜用独活，兼水宜用羌活。[刘完素曰] 独活不摇风而治风，浮萍不沉水而利水，因其所胜而为制也。[张元素曰] 风能胜湿，故羌活能治水湿。独活与细辛同用，治少阴头痛。头运目眩，非此不能除。羌活与川芎同用，治太阳、少阴头痛，透关利节，治督脉为病，脊强而厥。[好古曰] 羌活乃足太阳、厥阴、少阴药，与独活不分二种。后人因羌活气雄，独活气细。故雄者治足太阳风湿相搏，头痛、肢节痛、一身尽痛者，非此不能除，乃却乱反正之主君药也。细者治足少阴伏风，头痛、两足湿痹、不能动止者，非此不能治，而不治太阳之证。[时珍曰] 羌活、独活皆能逐风胜湿，透关利节，但气有刚劣不同尔。素问云：从下上者，引而去之。二味苦辛而温，味之薄者，阴中之阳，故能引气上升，通达周身，而散风胜湿。按文系曰：唐刘师贞之兄病风。梦神人曰：但取胡王使者浸酒服便愈。师贞访问皆不晓。复梦其母曰：胡王使者，即羌活也。求而用之，兄疾遂愈。[嘉谟曰] 羌活本手足太阳表里引经之药，又入足少阴、厥阴。名列君部之中，非比柔懦之主。小无不入，大无不通。故能散肌表八风之邪，利周身百节之痛。

‖附方‖

旧七，新七。**中风口噤**通身冷，不知人。独活四两，好酒一升，煎半升服。千金方。**中风不语**独活一两，酒二升，煎一升，大豆五合，炒有声，以药酒热投，盖之良久，温服三合，未瘥再服。陈延之小品方。**热风瘫痪**常举发者。羌活二斤，构子一升，为末。每酒服方寸匕，日三服。广济方。**产后中风**语涩，四肢拘急。羌活三两，为末。每服五钱，酒、水各一盏，煎减半服。小品方。**产后风虚**独活、白鲜皮各三两，水三升，煮二升，分三服。耐酒者，入酒同煮。小品方。**产后腹痛**羌活二两，煎酒服。必效方。**产肠脱出**方同上。子母秘录。**妊娠浮肿**羌活、萝卜子同炒香，只取羌活为末。每服二钱，温酒调下，一日一服，二日二服，三日三服。乃嘉兴主簿张昌明所传。许学士本事方。**风水浮肿**方同上。**历节风痛**独活、羌活、松节等分，用酒煮过，每日空心饮一杯。外台秘要。**风牙肿痛**肘后方用独活煮酒热漱之。文潞公药准用独活、地黄各三两，为末。每服三钱，水一盏煎，和滓温服，卧时再服。**喉闭口噤**羌活三两，牛蒡子二两，水煎一钟，入白矾少许，灌之取效。圣济录。**睛垂至鼻**人睛忽垂至鼻，如黑角色，痛不可忍，或时时大便血出痛，名曰肝胀。用羌活煎汁，服数盏自愈。夏子益奇疾方。**太阳头痛**羌活、防风、红豆等分，为末，嗜鼻。玉机微义。

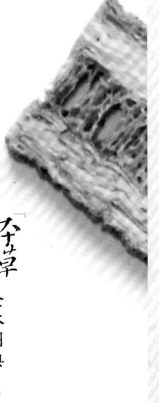

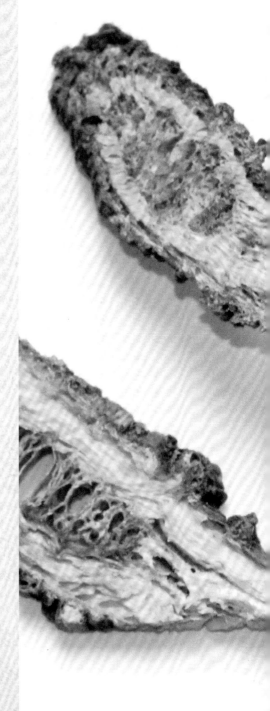

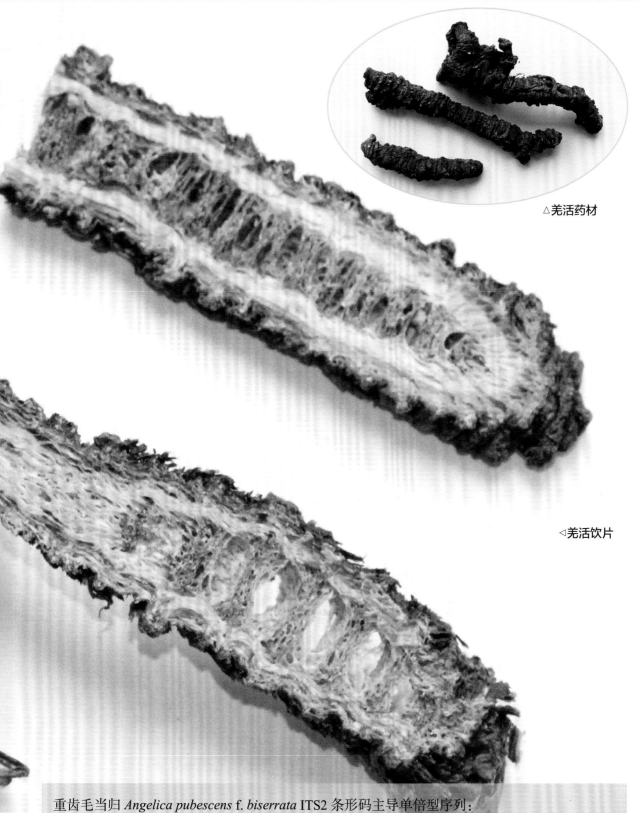

△羌活药材

◁羌活饮片

重齿毛当归 *Angelica pubescens* f. *biserrata* ITS2 条形码主导单倍型序列：

1　CGCATCGTAT TGCCCACAAA CCACTCACAC CTGAGAAGTT GTGCCGGTTT GGGGCGGAAA TTGGCCTCCC GTACCTTGTC
81　GTGCGGTTGG CGGAAAAACG AGTCTCCGGC GATGGACGTC GCGACATCGG TGGTTGTAAA AAGACCCTCT TGTCTTGTCG
161　CGCGAATCCT CGTCATCTTA GCGAGCTCCA GGACCCTTAG GTAGCACATA CTCTGTGCGC TTCGACTG

‖ 基原 ‖

据《纲目图鉴》《大辞典》等综合分析考证，本品为五加科植物土当归（食用土当归）*Aralia cordata* Thunb.。分布于我国大部分地区。《中华本草》收载有同属植物甘肃土当归 *A. kansuensis* Hoo，分布于甘肃东南部。此二者均混称"九眼独活"。

土当归

《纲目》

本草纲目 全本图典 [第五册] 068

△土当归（*Aralia cordata*）

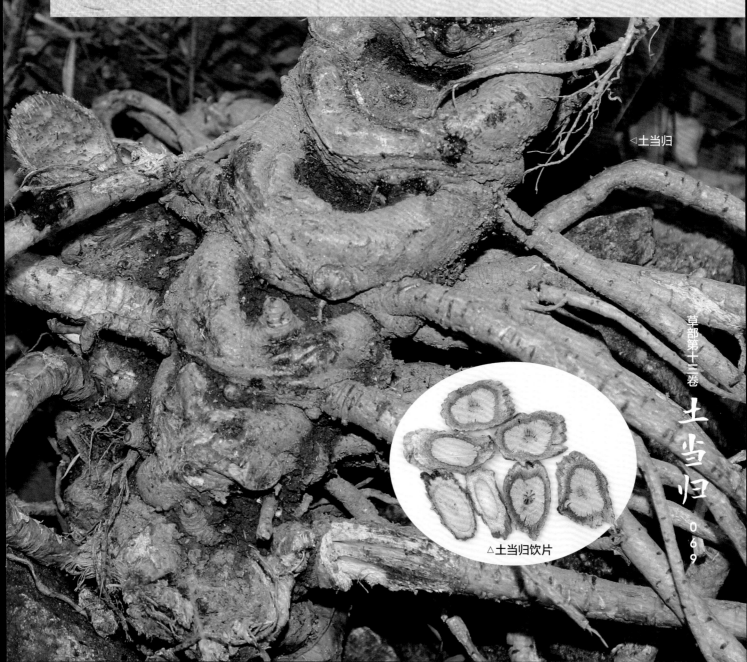

‖**集解**‖
原缺。

根

‖**气味**‖
辛，温，无毒。

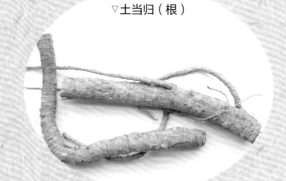

▽土当归（根）

‖**主治**‖
除风和血，煎酒服之。闪拗手足，同荆芥、葱白煎汤淋洗之。时珍。出卫生易
简方。

◁土当归

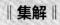

△土当归饮片

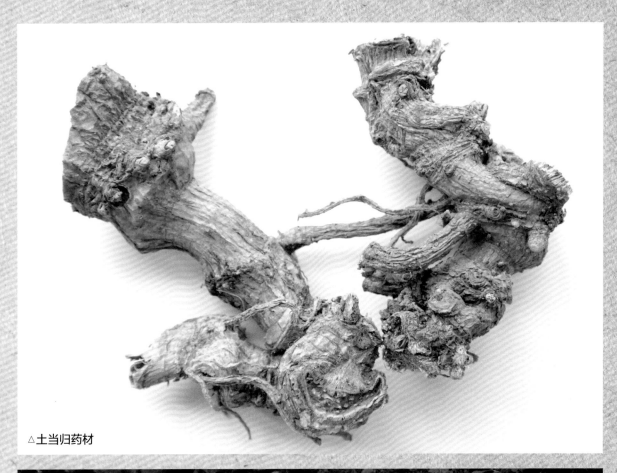

△土当归药材

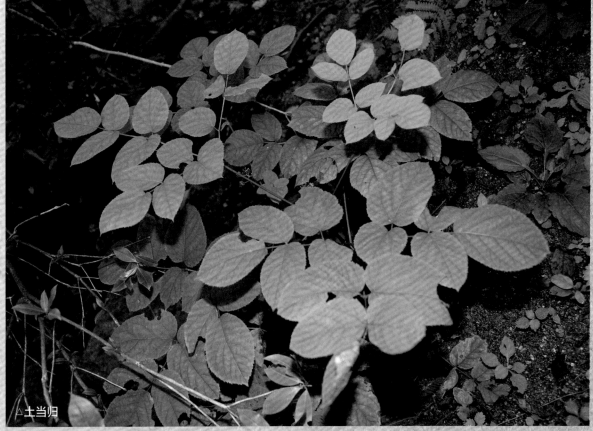

△土当归

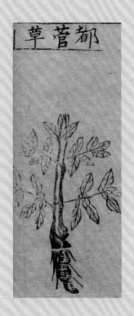

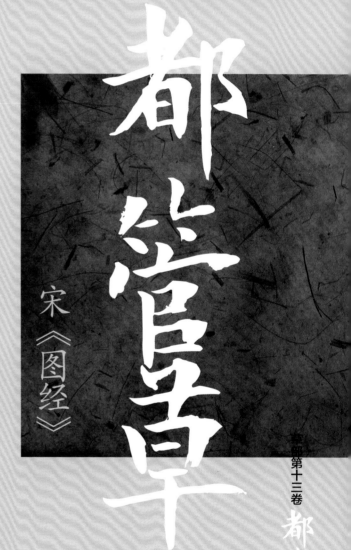

都管草

宋《图经》

‖ 集解 ‖

[颂曰] 都管草生宜州田野，根似羌活头，岁长一节，苗高一尺许，叶似土当归，有重台，二月、八月采根阴干。施州生者作蔓，又名香毯，蔓长丈余，赤色，秋结红实，四时皆有，采其根枝，淋洗风毒疮肿。[时珍曰] 按范成大桂海志云：广西出之，一茎六叶。

根

‖ 气味 ‖

苦、辛，寒，无毒。

‖ 主治 ‖

风肿痈毒赤疣，以醋摩涂之。亦治咽喉肿痛，切片含之，立愈。苏颂。解蜈蚣、蛇毒。时珍。

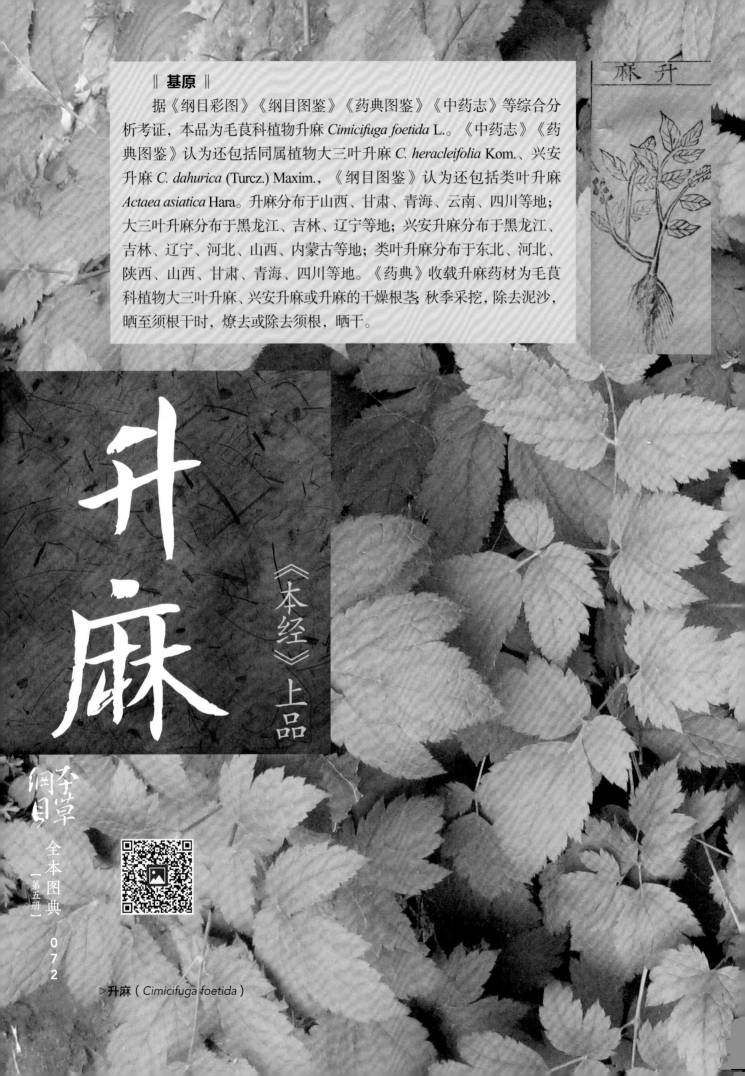

‖ 基原 ‖

据《纲目彩图》《纲目图鉴》《药典图鉴》《中药志》等综合分析考证，本品为毛茛科植物升麻 *Cimicifuga foetida* L.。《中药志》《药典图鉴》认为还包括同属植物大三叶升麻 *C. heracleifolia* Kom.、兴安升麻 *C. dahurica* (Turcz.) Maxim.，《纲目图鉴》认为还包括类叶升麻 *Actaea asiatica* Hara。升麻分布于山西、甘肃、青海、云南、四川等地；大三叶升麻分布于黑龙江、吉林、辽宁等地；兴安升麻分布于黑龙江、吉林、辽宁、河北、山西、内蒙古等地；类叶升麻分布于东北、河北、陕西、山西、甘肃、青海、四川等地。《药典》收载升麻药材为毛茛科植物大三叶升麻、兴安升麻或升麻的干燥根茎；秋季采挖，除去泥沙，晒至须根干时，燎去或除去须根，晒干。

麻 升

升麻

《本经》上品

▷升麻（*Cimicifuga foetida*）

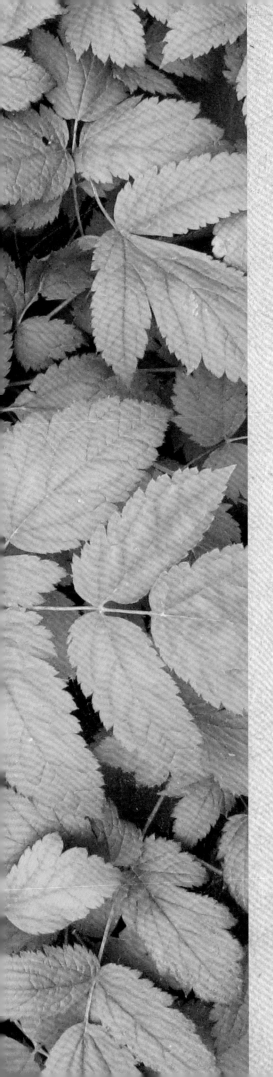

释名

周麻。[时珍曰] 其叶似麻，其性上升，故名。按张揖广雅及吴普本草并云，升麻一名周升麻。则周或指周地，如今人呼川升麻之义。今别录作周麻，非省文，即脱误也。

集解

[别录曰] 升麻生益州山谷，二月、八月采根日干。[弘景曰] 旧出宁州者第一，形细而黑，极坚实。今惟出益州，好者细削，皮青绿色，谓之鸡骨升麻。北部亦有，而形虚大，黄色。建平亦有，而形大味薄，不堪用。人言是落新妇根，不然也。其形相似，气色非也。落新妇亦解毒，取叶挼作小儿浴汤，主惊忤。[藏器曰] 落新妇今人多呼为小升麻，功用同于升麻，亦大小有殊也。[志曰] 升麻，今嵩高出者色青，功用不如蜀者。[颂曰] 今蜀汉、陕西、淮南州郡皆有之，以蜀川者为胜。春生苗，高三尺以来。叶似麻叶，并青色。四月、五月着花，似粟穗，白色。六月以后结实，黑色。根如蒿根，紫黑色，多须。

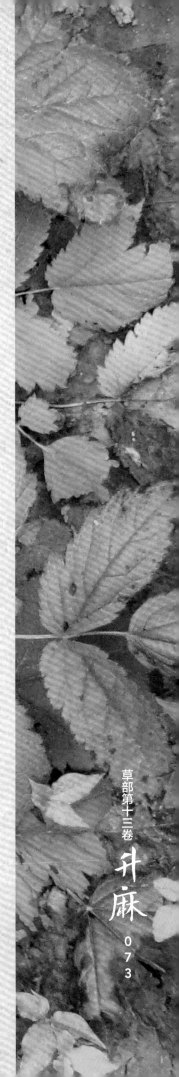

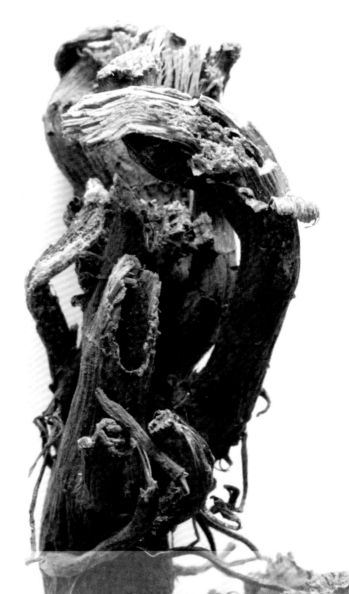

根

‖修治‖

[敩曰] 采得刮去粗皮，用黄精自然汁浸一宿，暴干，剉蒸再暴用。[时珍曰] 今人惟取里白外黑而紧实者，谓之鬼脸升麻，去须及头芦，剉用。

‖气味‖

甘、苦，平、微寒，无毒。[元素曰] 性温，味辛微苦，气味俱薄，浮而升，阳也，为足阳明、太阴引经的药。得葱白、白芷，亦入手阳明、太阴。[杲曰] 引葱白，散手阳明风邪。引石膏，止阳明齿痛。人参、黄芪，非此引之，不能上行。[时珍曰] 升麻，同柴胡，引生发之气上行；同葛根，能发阳明之汗。

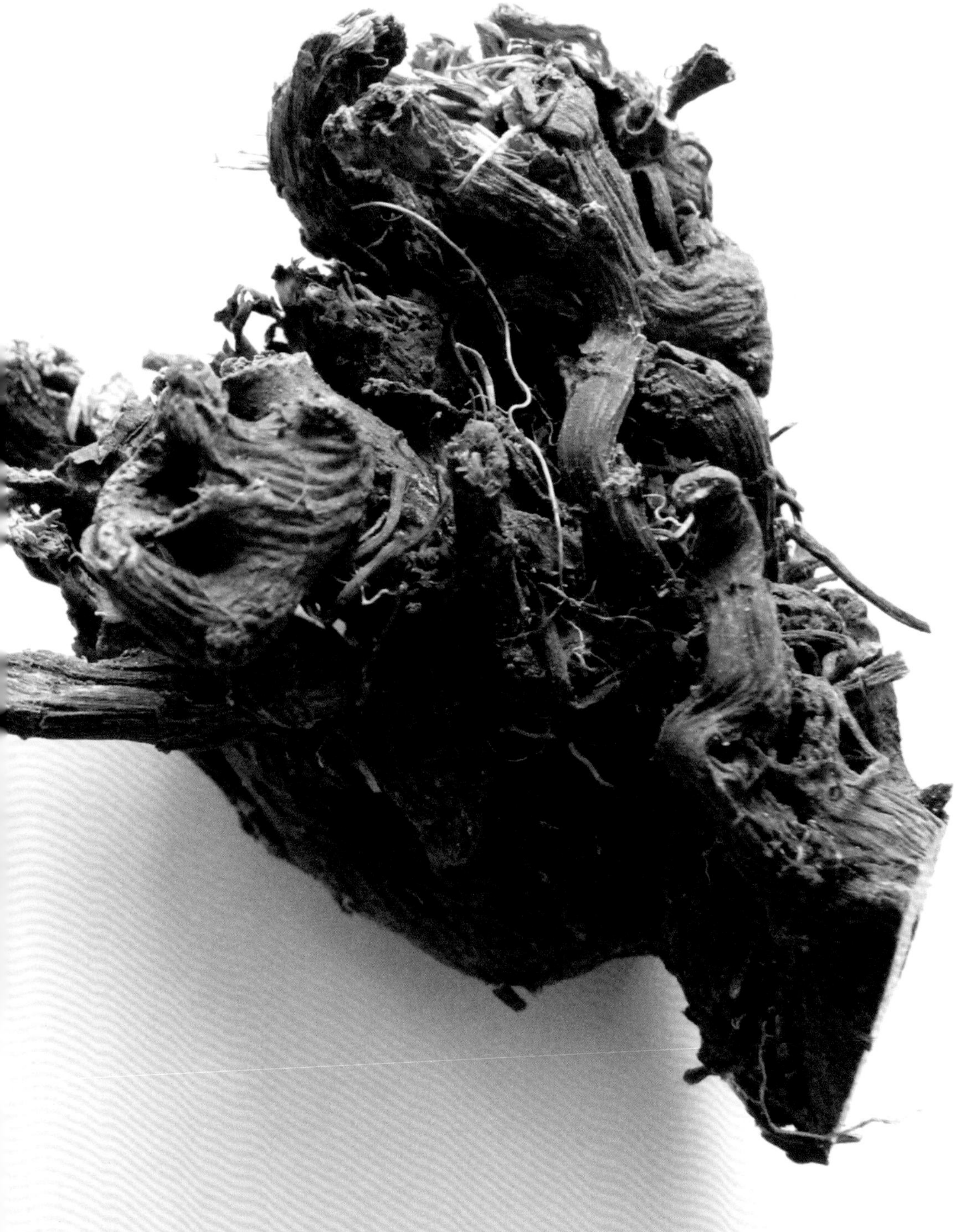

◁升麻药材

‖主治‖

解百毒，杀百精老物殃鬼，辟瘟疫瘴气邪气，蛊毒入口皆吐出，中恶腹痛，时气毒疠，头痛寒热，风肿诸毒，喉痛口疮。久服不夭，轻身长年。本经。安魂定魄，鬼附啼泣，疳䘌，游风肿毒。大明。小儿惊痫，热壅不通，疗痈肿豌豆疮，水煎绵沾拭疮上。甄权。治阳明头痛，补脾胃，去皮肤风邪，解肌肉间风热，疗肺痿咳唾脓血，能发浮汗。元素。牙根浮烂恶臭，太阳鼽衄，为疮家圣药。好古。消斑疹，行瘀血，治阳陷眩运，胸胁虚痛，久泄下痢，后重遗浊，带下崩中，血淋下血，阴痿足寒。时珍。

‖发明‖

[元素曰] 补脾胃药，非此为引用不能取效。脾痹非此不能除。其用有四：手足阳明引经，一也；升阳气于至阴之下，二也；去至高之上及皮肤风邪，三也；治阳明头痛，四也。[杲曰] 升麻发散阳明风邪，升胃中清气，又引甘温之药上升，以补卫气之散而实其表。故元气不足者，用此于阴中升阳，又缓带脉之缩急。此胃虚伤冷，郁遏阳气于脾土者，宜升麻、葛根以升散其火郁。[好古曰] 升麻葛根汤，乃阳明发散药。若初病太阳证便服之，发动其汗，必传阳明，反成其害也。朱肱活人书言瘀血入里，吐血衄血者，犀角地黄汤，乃阳明经圣药。如无犀角，以升麻代之。二物性味相远，何以代之？盖以升麻能引地黄及余药同入阳明也。[时珍曰] 升麻引阳明清气上行，柴胡引少阳清气上行。此乃禀赋素弱，元气虚馁，及劳役饥饱生冷内伤，脾胃引经最要药也。升麻葛根汤，乃发散阳明风寒药也。时珍用治阳气郁遏，及元气下陷诸病，时行赤眼，每有殊效，神而明

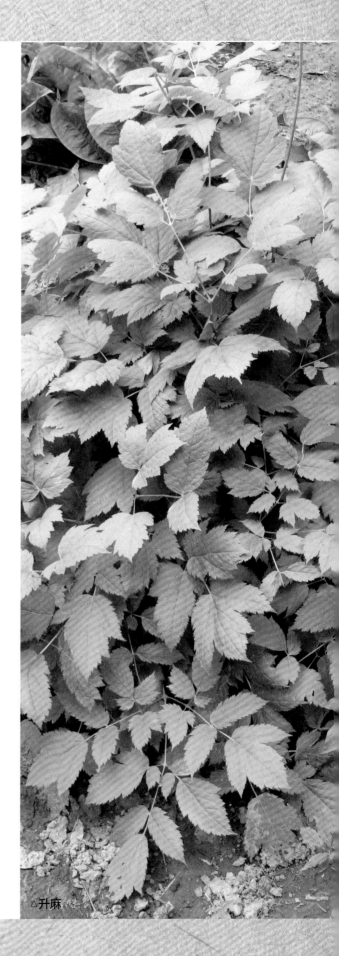

△升麻

之，方可执泥乎？一人素饮酒，因寒月哭母受冷，遂病寒中，食无姜、蒜，不能一啜。至夏酷暑，又多饮水，兼怀怫郁。因病右腰一点胀痛，牵引右胁，上至胸口，则必欲卧。发则大便里急后重，频欲登圊，小便长而数，或吞酸，或吐水，或作泻，或阳痿，或厥逆，或得酒少止，或得热稍止。但受寒食寒，或劳役，或入房，或怒或饥，即时举发。一止则诸证泯然，如无病人，甚则日发数次。服温脾胜湿滋补消导诸药，皆微止随发。时珍思之，此乃饥饱劳逸，内伤元气，清阳陷遏，不能上升所致也。遂用升麻葛根汤合四君子汤，加柴胡、苍术、黄芪煎服，服后仍饮酒一二杯助之。其药入腹，则觉清气上行，胸膈爽快，手足和暖，头目精明，神采迅发，诸证如扫。每发一服即止，神验无比。若减升麻、葛根，或不饮酒，则效便迟。大抵人年五十以后，其气消者多，长者少；降者多，升者少；秋冬之令多，而春夏之令少。若禀受弱而有前诸证者，并宜此药活法治之。素问云：阴精所奉其人寿，阳精所降其人夭。千古之下，窥其奥而阐其微者，张洁古、李东垣二人而已。外此，则著参同契、悟真篇者，旨与此同也。又升麻能解痘毒，惟初发热时，可用解毒；痘已出后，气弱或泄泻者，亦可少用；其升麻葛根汤，则见斑后必不可用，为其解散也。本草以升麻为解毒、吐蛊毒要药，盖以其为阳明本经药，而性又上升故也。按范石湖文集云：李焘为雷州推官，鞫狱得治蛊方：毒在上用升麻吐之，在腹用郁金下之，或合二物服之，不吐则下。此方活人甚多也。

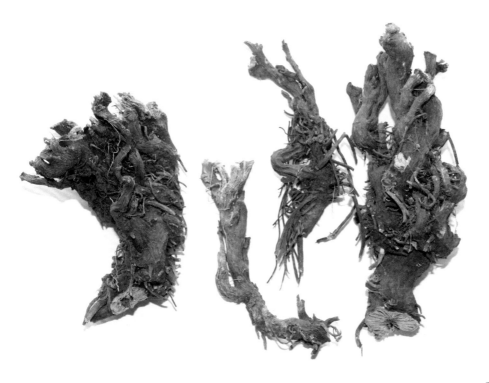

△升麻药材

‖附方‖

旧五，新八。**服食丹砂**石泉公王方庆岭南方云：南方养生治病，无过丹砂。其方用升麻末三两，研炼过，光明砂一两，以蜜丸梧子大，每日食后服三丸。苏颂图经本草。**豌豆斑疮**比岁有病天行发斑疮，头面及身，须臾周匝，状如火烧疮，皆戴白浆，随决随生，不治数日必死，瘥后瘢黯，弥岁方减，此恶毒之气所为。云晋元帝时，此病自西北流起，名虏疮。以蜜煎升麻，时时食之。并以水煮升麻，绵沾拭洗之。葛洪肘后方。**辟瘴明目**七物升麻丸：升麻、犀角、黄芩、朴消、栀子、大黄各二两，豉二升，微熬同捣末，蜜丸梧子大。觉四肢大热，大便难，即服三十丸，取微利为度。若四肢小热，只食后服二十丸。非但辟瘴，甚能明目。王方庆岭南方。**卒肿毒起**升麻磨醋频涂之。肘后方。**喉痹作痛**升麻片含咽。或以半两煎服取吐。直指方。**胃热齿痛**升麻煎汤，热漱咽之，解毒。或加生地黄。直指方。**口舌生疮**升麻一两，黄连三分，为末，绵裹含咽。本事方。**热痱瘙痒**升麻煎汤饮，并洗之。千金方。**小儿尿血**蜀升麻五分，水五合，煎一合，服之。一岁儿，一日一服。姚和众至宝方。**产后恶血**不尽，或经月半年。以升麻三两，清酒五升，煮取二升，分半再服。当吐下恶物，极良。千金翼方。**解莨菪毒**升麻煮汁，多服之。外台秘要。**挑生蛊毒**野葛毒。并以升麻多煎频饮之。直指方。**射工溪毒**升麻、乌翣煎水服，以滓涂之。肘后方。

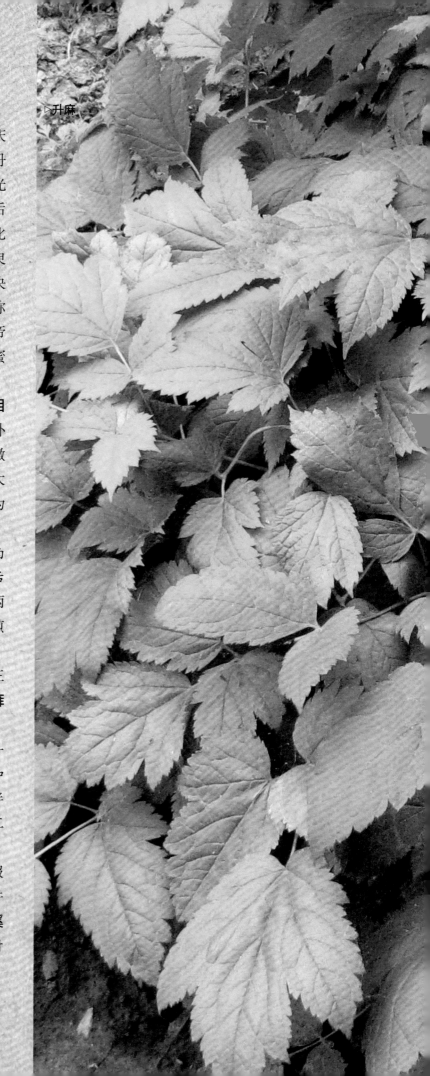

▷升麻

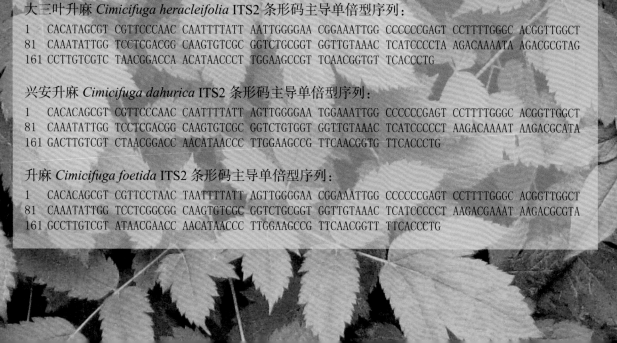

△升麻饮片

大三叶升麻 Cimicifuga heracleifolia ITS2 条形码主导单倍型序列:

1   CACATAGCGT CGTTCCCAAC CAATTTTATT AATTGGGGAA CGGAAATTGG CCCCCCGAGT CCTTTTGGGC ACGGTTGGCT
81 CAAATATTGG TCCTCGACGG CAAGTGTCGC GGTCTGCGGT GGTTGTAAAC TCATCCCCTA AGACAAAATA AGACGCGTAG
161 CCTTGTCGTC TAACGGACCA ACATAACCCT TGGAAGCCGT TCAACGGTGT TCACCCTG

兴安升麻 Cimicifuga dahurica ITS2 条形码主导单倍型序列:

1   CACACAGCGT CGTTCCCAAC CAATTTTATT AGTTGGGGAA TGGAAATTGG CCCCCCGAGT CCTTTTGGGC ACGGTTGGCT
81 CAAATATTGG TCCTCGACGG CAAGTGTCGC GGTCTGTGGT GGTTGTAAAC TCATCCCCCT AAGACAAAAT AAGACGCATA
161 GACTTGTCGT CTAACGGACC AACATAACCC TTGGAAGCCG TTCAACGGTG TTCACCCTG

升麻 Cimicifuga foetida ITS2 条形码主导单倍型序列:

1   CACACAGCGT CGTTCCTAAC TAATTTTATT AGTTGGGGAA CGGAAATTGG CCCCCCGAGT CCTTTTGGGC ACGGTTGGCT
81 CAAATATTGG TCCTCGGCGG CAAGTGTCGC GGTCTGCGGT GGTTGTAAAC TCATCCCCCT AAGACGAAAT AAGACGCGTA
161 GCCTTGTCGT ATAACGAACC AACATAACCC TTGGAAGCCG TTCAACGGTT TTCACCCTG

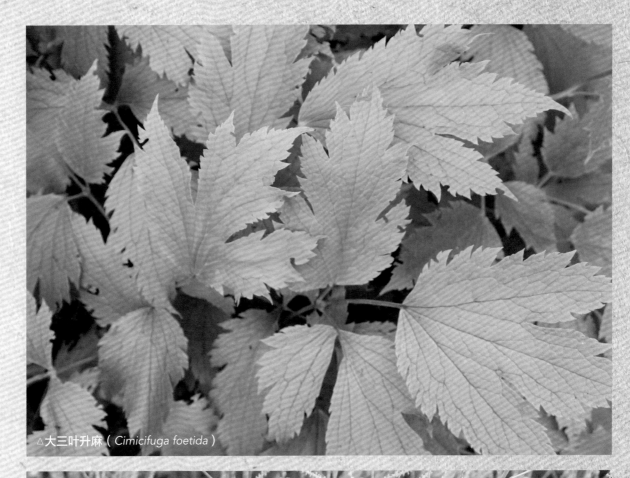

△大三叶升麻（ *Cimicifuga foetida* ）

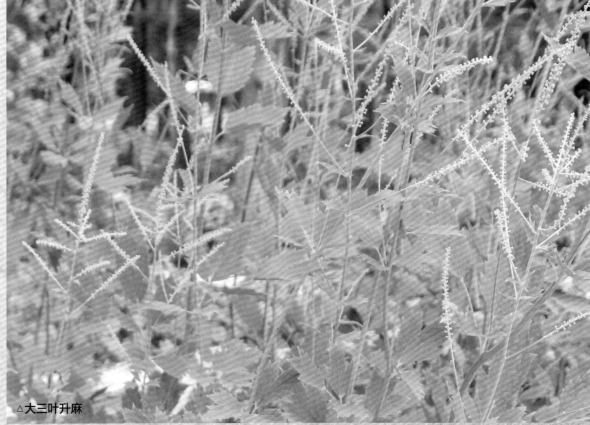

△大三叶升麻

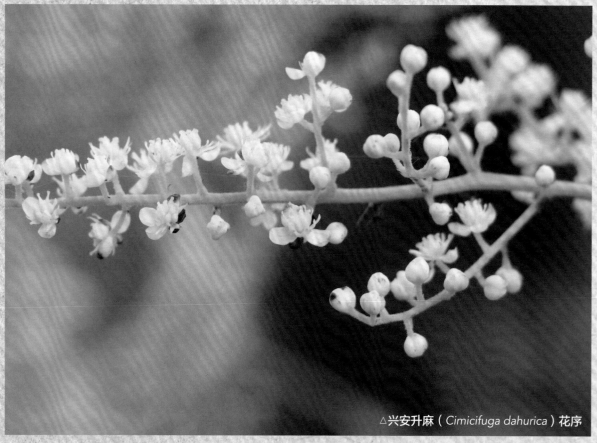

△兴安升麻（*Cimicifuga dahurica*）花序

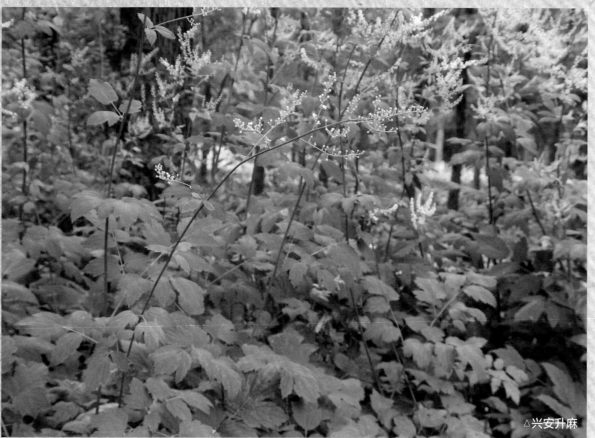

△兴安升麻

苦参 《本经》中品

‖ 基原 ‖

据《纲目彩图》《药典图鉴》《中药志》等综合分析考证，本品为豆科植物苦参 *Sophora flavescens* Ait.。分布于全国各地。《药典》收载苦参药材为豆科植物苦参的干燥根；春、秋二季采挖，除去根头和小支根，洗净，干燥，或趁鲜切片，干燥。

纲目草
李时
全本图典
［第五册］

082

▷苦参（*Sophora flavescens*）

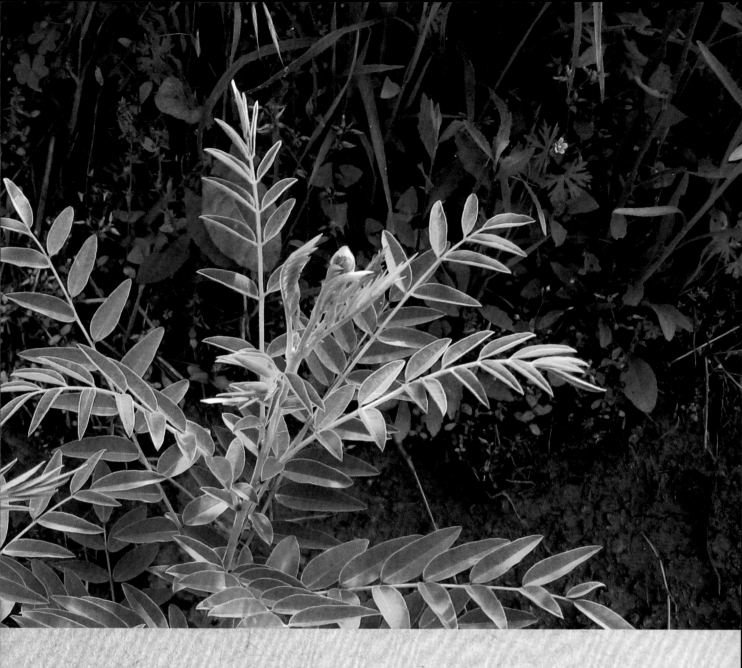

‖释名‖

苦 菜 本经 苦骨 纲目 地槐 别录 水槐 别录 菟槐 别录 骄槐 别录 野槐 纲目 白茎 别录。又名芩茎、禄白、陵郎、虎麻。[时珍曰]苦以味名，参以功名，槐以叶形名也。苦 菜 与菜部苦 菜 同名异物。

‖集解‖

[别录曰]苦参生汝南山及田野，三月、八月、十月采根暴干。[弘景曰]近道处处有之。叶极似槐叶，花黄色，子作荚，根味至苦恶。[颂曰]其根黄色，长五七寸许，两指粗细。三五茎并生，苗高三四尺以来。叶碎青色，极似槐叶，春生冬凋。其花黄白色，七月结实如小豆子。河北生者无花子。五月、六月、十月采根暴干。[时珍曰]七八月结角如萝卜子，角内有子二三粒，如小豆而坚。

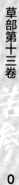

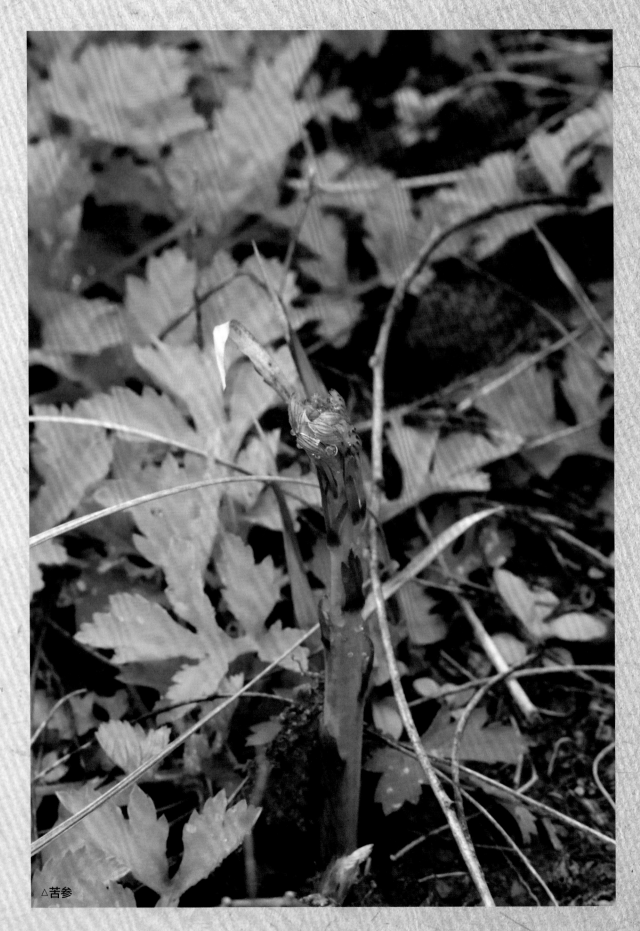

△苦参

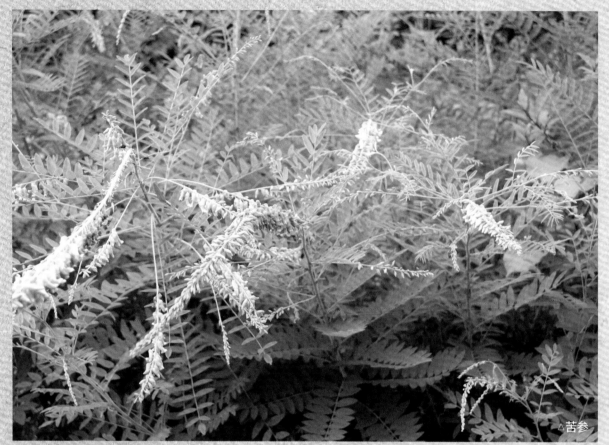

△苦参

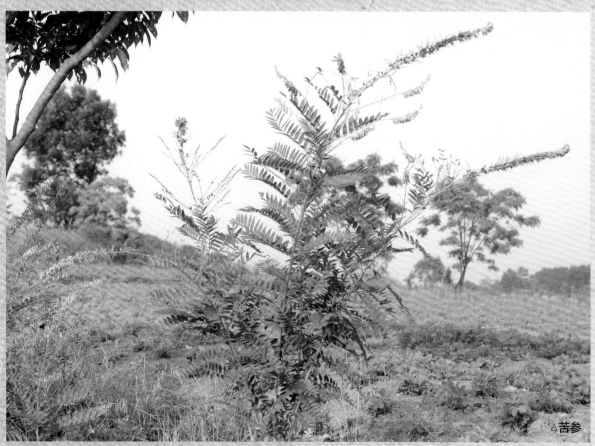

△苦参

根

‖ 修治 ‖

[敩曰] 采根，用糯米浓泔汁浸一宿，其腥秽气并浮在水面上，须重重淘过，即蒸之，从巳至申，取晒切用。

‖ 气味 ‖

苦，寒，无毒。[之才曰] 玄参为之使，恶贝母、菟丝、漏卢，反藜芦。[时珍曰] 伏汞，制雌黄、焰消。

‖ 主治 ‖

心腹结气，癥瘕积聚，黄疸，溺有余沥，逐水，除痈肿，补中，明目止泪。本经。养肝胆气，安五脏，平胃气，令人嗜食轻身，定志益精，利九窍，除伏热肠澼，止渴醒酒，小便黄赤，疗恶疮、下部䘌。别录。渍酒饮，治疥杀虫。弘景。治恶虫、胫酸。苏恭。治热毒风，皮肌烦燥生疮，赤癞眉脱，除大热嗜睡，治腹中冷痛，中恶腹痛。甄权。杀疳虫。炒存性，米饮服，治肠风泻血并热痢。时珍。

▽苦参（根）

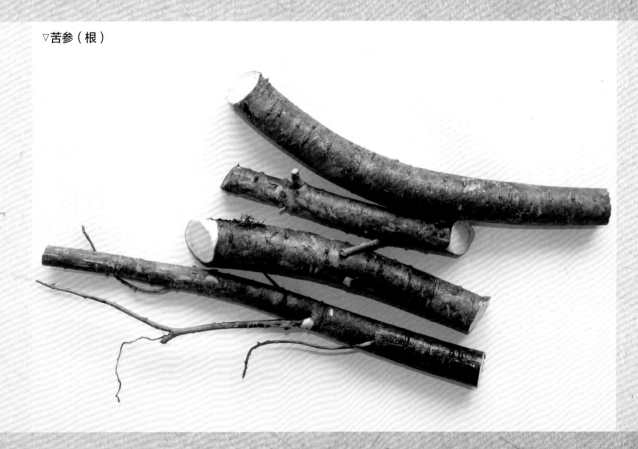

‖发明‖

[元素曰] 苦参味苦气沉纯阴，足少阴肾经君药也。治本经须用，能逐湿。[颂曰] 古今方用治风热疮疹最多。[宗奭曰] 沈存中笔谈，载其苦腰重久坐不能行。有一将佐曰：此乃病齿数年，用苦参揩齿，其气味入齿伤肾所致也。后有太常少卿舒昭亮，亦用苦参揩齿，岁久亦病腰。自后悉不用之，腰疾皆愈。此皆方书不载者。[震亨曰] 苦参能峻补阴气，或得之而致腰重者，因其气降而不升也，非伤肾之谓也。其治大风有功，况风热细疹乎？[时珍曰] 子午乃少阴君火对化，故苦参、黄檗之苦寒，皆能补肾，盖取其苦燥湿、寒除热也。热生风，湿生虫，故又能治风杀虫。惟肾水弱而相火胜者，用之相宜。若火衰精冷，真元不足，及年高之人，不可用也。素问云：五味入胃，各归其所喜攻，久而增气，物化之常也。气增而久，夭之由也。王冰注云：入肝为温，入心为热，入肺为清，入肾为寒，入脾为至阴而兼四气，皆为增其味而益其气，各从本脏之气。故久服黄连、苦参而反热者，此其类也。气增不已，则脏气有偏胜，偏胜则脏有偏绝，故有暴夭。是以药不具五味，不备四气，而久服之，虽且获胜，久必暴夭。但人疏忽，不能精候尔。张从正亦云：凡药皆毒也。虽甘草、苦参，不可不谓之毒。久服则五味各归其脏，必有偏胜气增之患。诸药皆然，学者当触类而长之可也。至于饮食亦然。又按史记云：太仓公淳于意医齐大夫病龋齿，灸左手阳明脉，以苦参汤日漱三升，出入其风，五六日愈。此亦取其去风气湿热、杀虫之义。

▽苦参饮片

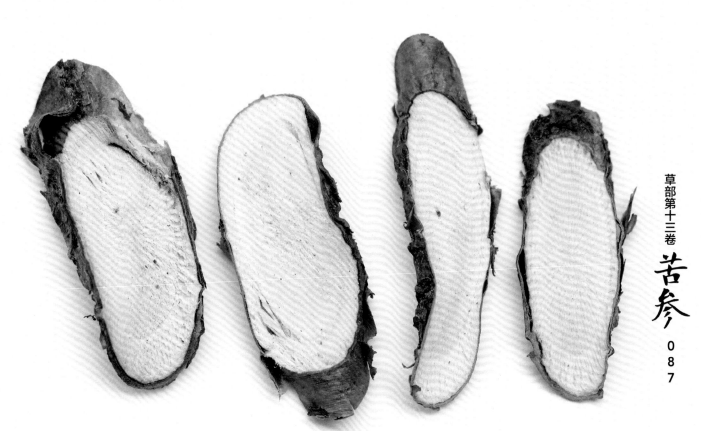

‖附方‖

旧九，新一十九。**热病狂邪**不避水火，欲杀人。苦参末，蜜丸梧子大。每服十丸，薄荷汤下。亦可为末，二钱，水煎服。千金方。**伤寒结胸**天行病四五日，结胸满痛壮热。苦参一两，以醋三升，煮取一升二合，饮之取吐即愈。天行毒病，非苦参、醋药不解，及温覆取汗良。外台秘要。**谷疸食劳**头旋，心怫郁不安而发黄。由失饥大食，胃气冲熏所致。苦参三两，龙胆一合，为末，牛胆丸梧子大。生大麦苗汁服五丸，日三服。肘后方。**小儿身热**苦参煎汤浴之良。外台秘要。**毒热足肿**作痛欲脱者。苦参煮酒渍之。姚僧坦集验方。**梦遗食减**白色苦参三两，白术五两，牡蛎粉四两，为末。用雄猪肚一个，洗净，砂罐煮烂，石臼捣和药，干则入汁，丸小豆大。每服四十丸，米汤下，日三服。久服身肥食进，而梦遗立止。刘松石保寿堂方。**小腹热痛**青黑或赤色，不能喘者。苦参一两，醋一升半，煎八合，分二服。张杰子母秘录。**中恶心痛**苦参三两，苦酒一升半，煮取八合，分二服。肘后方。**饮食中毒**鱼肉菜等毒。上方煎服，取吐即愈。梅师方。**血痢不止**苦参炒焦为末，水丸梧子大。每服十五丸，米饮下。孙氏仁存堂方。**大肠脱肛**苦参、五倍子、陈壁土等分，煎汤洗之，以木贼末傅之。医方摘要。**妊娠尿难**方见贝母下。**产后露风**四肢苦烦热：头痛者，与小柴胡；头不痛者，用苦参二两，黄芩一两，生地黄四两，水八升，煎二升，分数服。**齿缝出血**苦参一两，枯矾一钱，为末，日三揩之，立验。普济方。**龋齿风痛**方见发明下。**鼻疮脓臭**有虫也。苦参、枯矾一两，生地黄汁三合，水二盏，煎三合，少少滴之。普济

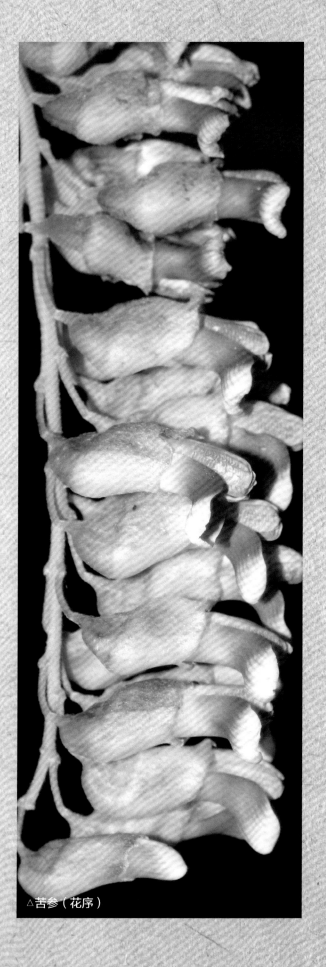

△苦参（花序）

方。**肺热生疮**遍身皆是。用苦参末，粟米饮，丸梧子大。每服五十丸。空心米饮下。御药院方。**遍身风疹**痹痛不可忍，胸颈脐腹及近隐皆然者，亦多涎痰，夜不得睡。用苦参末一两，皂角二两，水一升，揉滤取汁。石器熬成膏，和末丸梧子大。每服三十丸，食后温水服，次日便愈。寇宗奭衍义。**大风癞疾**[颂曰]用苦参五两切，以好酒三斗渍三十日。每次饮一合，日三服，常服不绝。若觉痹，即瘥。张子和儒门事亲用苦参末二两，以猪肚盛之，缝合煮熟，取出去药。先饿一日，次早先饮新水一盏，将猪肚食之，如吐再食。待一二时，以肉汤调无忧散五七钱服，取出大小虫一二万为效。后以不蛀皂角一斤，去皮子，煮汁，入苦参末调糊。下何首乌末二两，防风末一两半，当归末一两，芍药末五钱，人参末三钱，丸梧子大。每服三五十丸，温酒或茶下，日三服。仍用麻黄、苦参、荆芥煎水洗之。圣济总录：苦参丸：治大风癞及热毒风疮疥癣。苦参九月末掘取，去皮暴干，取粉一斤，枳壳麸炒六两，为末，蜜丸。每温酒下三十丸，日二夜一服。一方：去枳壳。**肾脏风毒**及心肺积热，皮肤生疥癞，痛痒时出黄水，

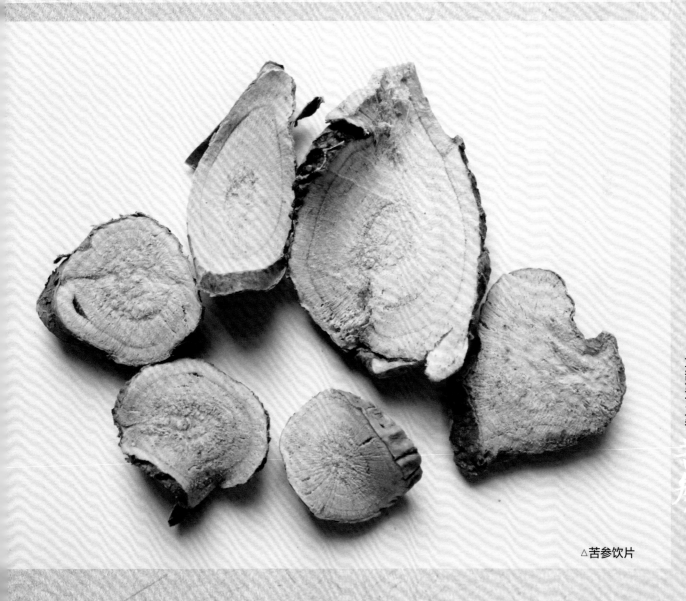

△苦参饮片

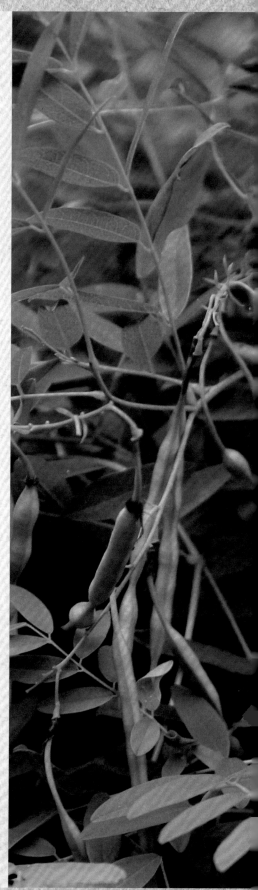

及大风手足坏烂，一切风疾。苦参三十一两，荆芥穗一十六两，为末，水糊丸梧子大。每服三十丸，茶下。和剂局方。**上下诸瘘**或在项，或在下部。用苦参五升，苦酒一斗，渍三四日服之，以知为度。肘后方。**鼠瘘恶疮**苦参二斤，露蜂房二两，曲二斤，水二斗，渍二宿，去滓，入黍米二升，酿熟，稍饮，日三次。肘后方。**下部漏疮**苦参煎汤，日日洗之。直指方。**瘰疬结核**苦参四两，牛膝汁丸绿豆大。每暖水下二十丸。张文仲备急方。**汤火伤灼**苦参末，油调傅之。卫生宝鉴。**赤白带下**苦参二两，牡蛎粉一两五钱，为末。以雄猪肚一个，水三碗煮烂，捣泥和丸梧子大。每服百丸，温酒下。陆氏积德堂方。

实 十月收采。

‖ 气味 ‖

同根。

‖ 主治 ‖

久服轻身不老，明目。饵如槐子法，有验。苏恭。

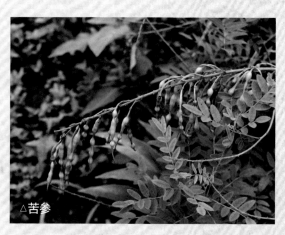

△苦参

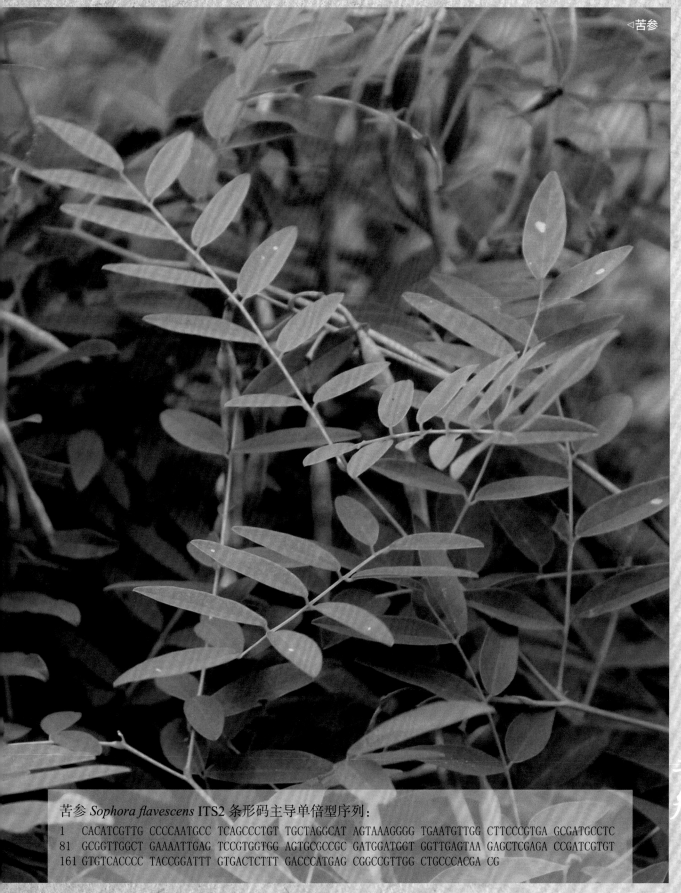

苦参 *Sophora flavescens* ITS2 条形码主导单倍型序列：

1   CACATCGTTG CCCCAATGCC TCAGCCCTGT TGCTAGGCAT AGTAAAGGGG TGAATGTTGG CTTCCCGTGA GCGATGCCTC
81   GCGGTTGGCT GAAAATTGAG TCCGTGGTGG AGTGCGCCGC GATGGATGGT GGTTGAGTAA GAGCTCGAGA CCGATCGTGT
161 GTGTCACCCC TACCGGATTT GTGACTCTTT GACCCATGAG CGGCCGTTGG CTGCCCACGA CG

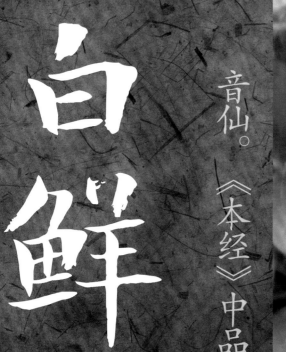

‖ **基原** ‖

据《纲目图鉴》《纲目彩图》《药典图鉴》《草药大典》等综合分析考证，本品为芸香科植物白鲜 *Dictamnus dasycarpus* Turcz.。分布于东北、华北、西北及河南、山西、山东等地。《药典》收载白鲜皮药材为芸香科植物白鲜的干燥根皮；春、秋二季采挖根部，除去泥沙和粗皮，剥取根皮，干燥。

白鲜

音仙。《本经》中品

▷白鲜（ *Dictamnus dasycarpus* ）

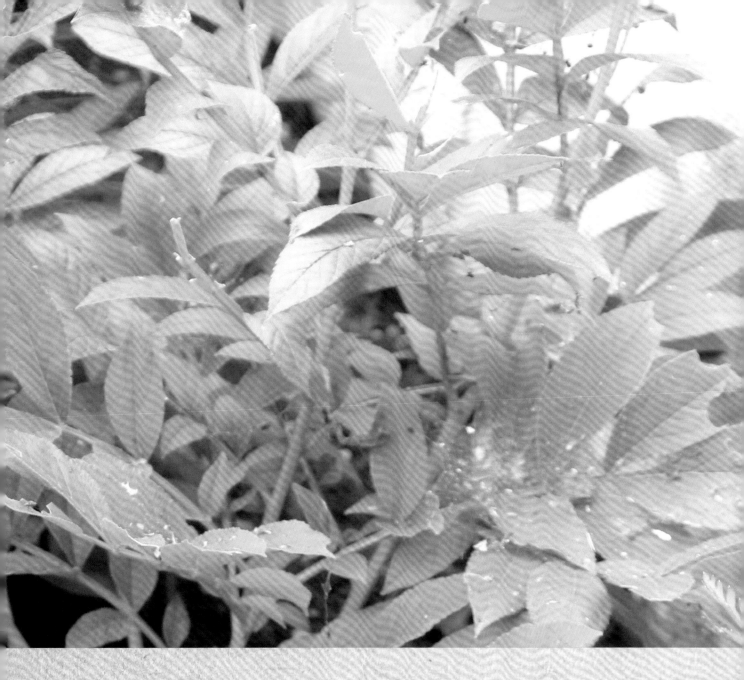

‖释名‖

白膻弘景**白羊鲜**弘景**地羊鲜**图经**金雀儿椒**日华。[弘景曰] 俗呼为白羊鲜。气息正似羊膻，故又名白膻。[时珍曰] 鲜者，羊之气也。此草根白色，作羊膻气，其子累累如椒，故有诸名。

‖集解‖

[别录曰] 白鲜皮生上谷川谷及冤句，四月、五月采根阴干。[弘景曰] 近道处处有，以蜀中者为良。[恭曰] 其叶似茱萸，高尺余，根皮白而心实，花紫白色。根宜二月采，若四月、五月采，便虚恶矣。[颂曰] 今河中、江宁府、滁州、润州皆有之。苗高尺余，茎青，叶稍白，如槐亦似茱萸。四月开花淡紫色，似小蜀葵花。根似小蔓菁，皮黄白而心实。山人采嫩苗为菜茹。

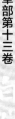

根皮

‖ 气味 ‖

苦，寒，无毒。[别录曰] 咸。[之才曰] 恶螵蛸、桔梗、茯苓、萆薢。

‖ 主治 ‖

头风黄疸，咳逆淋沥，女子阴中肿痛，湿痹死肌，不可屈伸起止行步。本经。疗四肢不安，时行腹中大热饮水，欲走大呼，小儿惊痫，妇人产后余痛。别录。治一切热毒风、恶风，风疮疥癣赤烂，眉发脱脆，皮肌急，壮热恶寒，解热黄、酒黄、急黄、谷黄、劳黄。甄权。通关节，利九窍及血脉，通小肠水气，天行时疾，头痛眼疼。其花同功。大明。治肺嗽。苏颂。

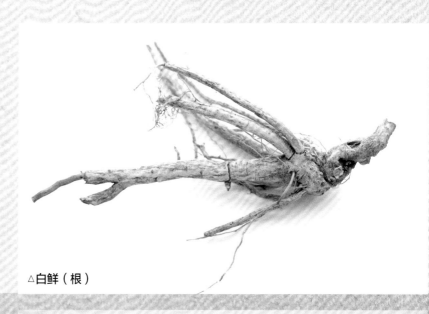

△白鲜（根）

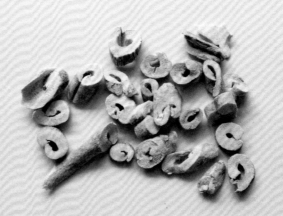

△白鲜皮饮片

‖发明‖

[时珍曰] 白鲜皮气寒善行，味苦性燥，足太阴、阳明经去湿热药也，兼入手太阴、阳明，为诸黄风痹要药。世医止施之疮科，浅矣。

‖附方‖

旧一，新一。**鼠瘘已破**出脓血者。白鲜皮煮汁，服一升，当吐若鼠子也。肘后方。**产后中风**人虚不可服他药者。一物白鲜皮汤，用新汲水三升，煮取一升，温服。陈延之小品方。

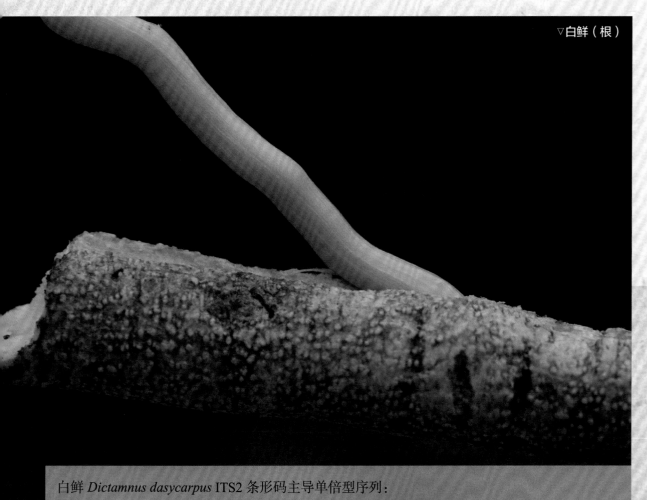

▽白鲜（根）

白鲜 *Dictamnus dasycarpus* ITS2 条形码主导单倍型序列：

```
1    CGCATCGTTG CCCCACCCCA TCCCCTCGGG GCCATGGTGG TGTGGGCGGA AAATGGCCTC CCGTGGGCTA TTCGCTTGCG
81   GTTGGCCGAA AAATGAGTCA TCGGCGACCG AAGCCGCGAC GATCGGTGGT GAAAACAAGC CTCTCGAGCT CCCGTCGCGT
161  GCCCGTGTCG ACGAAATAGT GCTCAAGGAC CCTGACGCTC CGCGTAAGCG GCGCTCGCAT CG
```

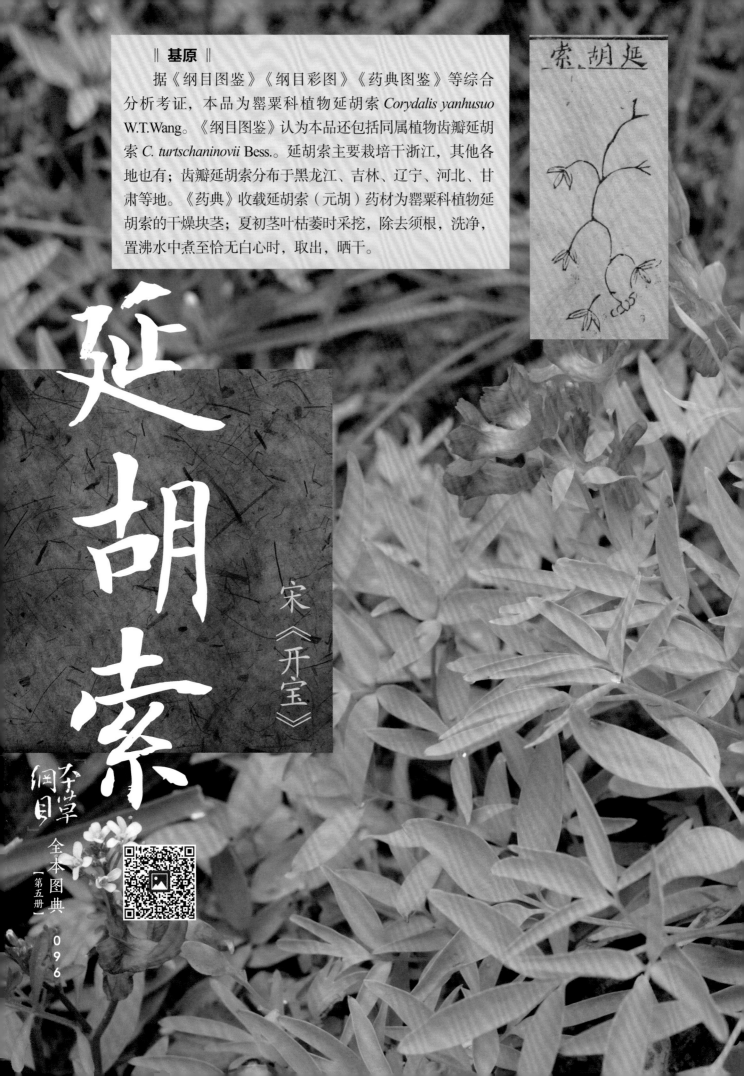

据《纲目图鉴》《纲目彩图》《药典图鉴》等综合分析考证，本品为罂粟科植物延胡索 *Corydalis yanhusuo* W.T.Wang。《纲目图鉴》认为本品还包括同属植物齿瓣延胡索 *C. turtschaninovii* Bess.。延胡索主要栽培于浙江，其他各地也有；齿瓣延胡索分布于黑龙江、吉林、辽宁、河北、甘肃等地。《药典》收载延胡索（元胡）药材为罂粟科植物延胡索的干燥块茎；夏初茎叶枯萎时采挖，除去须根，洗净，置沸水中煮至恰无白心时，取出，晒干。

延胡索

索胡延

宋《开宝》

本草纲目

全本图典

[第五册]

096

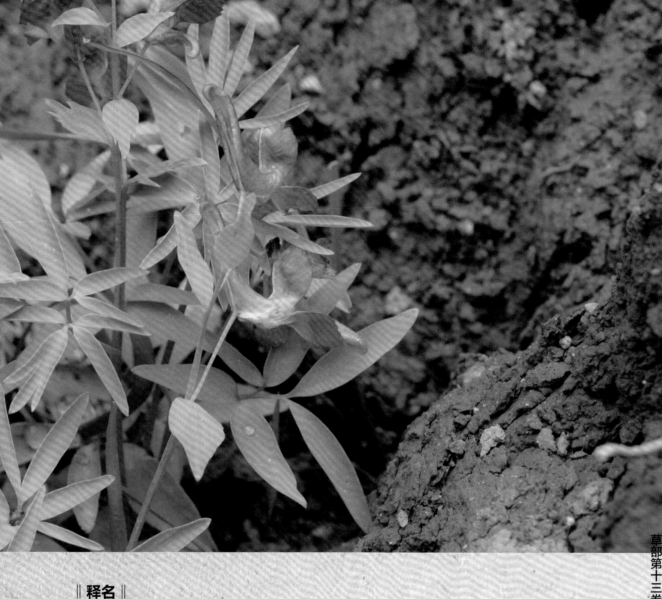

延胡索（*Corydalis yanhusuo*）

‖ **释名** ‖

玄胡索。[好古曰] 本名玄胡索，避宋真宗讳，改玄为延也。

‖ **集解** ‖

[藏器曰] 延胡索生于奚，从安东来，根如半夏，色黄。[时珍曰] 奚乃东北夷也。今二茅山西上龙洞种之。每年寒露后栽，立春后生苗，叶如竹叶样，三月长三寸高，根丛生如芋卵样，立夏掘起。

根

‖气味‖

辛，温，无毒。[珣曰] 苦、甘。[杲曰] 甘、辛，温，可升可降，阴中阳也。[好古曰] 苦、辛，温，纯阳，浮也。入手、足太阴经。

‖主治‖

破血，妇人月经不调，腹中结块，崩中淋露，产后诸血病，血运，暴血冲上，因损下血。煮酒或酒磨服。开宝。除风治气，暖腰膝，止暴腰痛，破癥癖，扑损瘀血，落胎。大明。治心气小腹痛，有神。好古。散气，治肾气，通经络。李珣。活血利气，止痛，通小便。时珍。

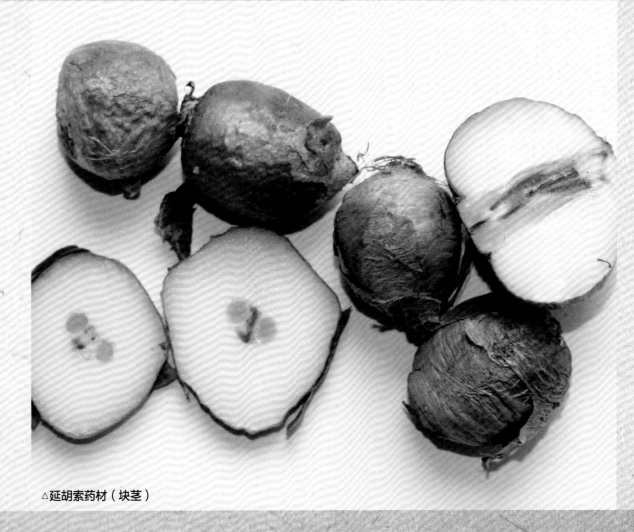

△延胡索药材（块茎）

‖ 发明 ‖

[珣曰] 主肾气，及破产后恶露或儿枕。与三棱、鳖甲、大黄为散甚良，虫蛀成末者尤良。[时珍曰] 玄胡索味苦微辛，气温，入手足太阴厥阴四经，能行血中气滞，气中血滞，故专治一身上下诸痛，用之中的，妙不可言。荆穆王妃胡氏，因食荞麦面着怒，遂病胃脘当心痛，不可忍。医用吐下行气化滞诸药，皆入口即吐，不能奏功。大便三日不通。因思雷公炮炙论云：心痛欲死，速觅延胡。乃以玄胡索末三钱，温酒调下，即纳入，少顷大便行而痛遂止。又华老年五十余，病下痢腹痛垂死，已备棺木。予用此药三钱，米饮服之，痛即减十之五，调理而安。按方勺泊宅编云：一人病遍体作痛，殆不可忍。都下医或云中风，或云中湿，或云脚气，药悉不效。周离亨言：是气血凝滞所致。用玄胡索、当归、桂心等分，为末，温酒服三四钱，随量频进，以止为度，遂痛止。盖玄胡索能活血化气，第一品药也。其后赵待制霆因导引失节，肢体拘挛，亦用此数服而愈。

▽延胡索（植株）

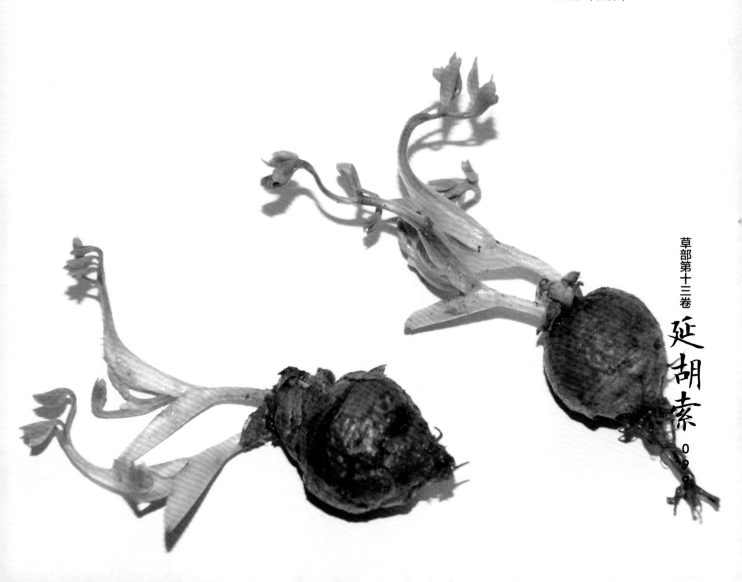

草部第十三卷 **延胡索**

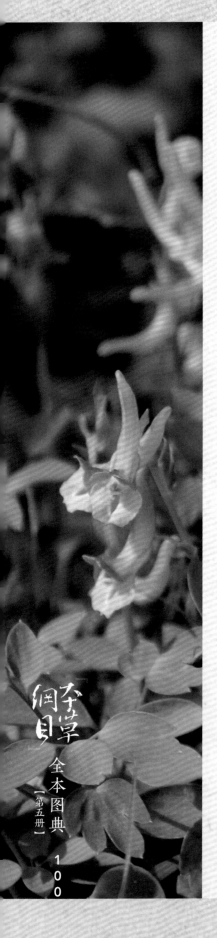
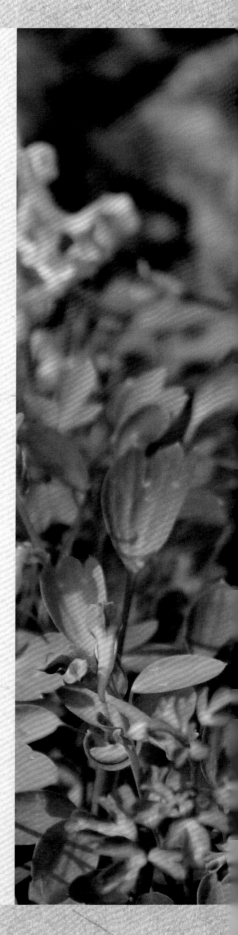

‖ 附方 ‖

旧三，新一十二。**老小咳嗽**玄胡索一两，枯矾二钱半，为末。每服二钱，软饧一块和，含之。仁存堂方。**鼻出衄血**玄胡索末，绵裹塞耳内，左衄塞右，右衄塞左。普济方。**小便尿血**玄胡索一两，朴消七钱半，为末。每服四钱，水煎服。活人书。**小便不通**捻头散：治小儿小便不通。用玄胡索、川苦楝子等分，为末。每服半钱或一钱，白汤滴油数点调下。钱仲阳小儿直诀。**膜外气疼**及气块。玄胡索不限多少，为末，猪胰一具，切作块子，炙熟蘸末，频食之。胜金方。**热厥心痛**或发或止，久不愈，身热足寒者。用玄胡索去皮，金铃子肉等分，为末，每温酒或白汤下二钱。圣惠方。**下痢腹痛**方见发明下。**妇女血气**腹中刺痛，经候不调。用玄胡索去皮醋炒，当归酒浸炒，各一两。橘红二两，为末，酒煮，米糊丸梧子大，每服一百丸，空心艾醋汤下。济生方。**产后诸病**凡产后，秽污不尽，腹满，及产后血运，心头硬，或寒热不禁，或心闷、手足烦热、气力欲绝诸病。并用玄胡索炒研，酒服二钱，甚效。圣惠方。**小儿盘肠**气痛。玄胡索、茴香等分，炒研，空心米饮量儿大小与服。卫生易简方。**疝气危急**玄胡索盐炒，全蝎去毒生用，等分为末。每服半钱，空心盐酒下。直指方。**冷气腰痛**玄胡索、当归、桂心三味，方见发明下。**肢体拘痛**方同上。**偏正头痛**不可忍者。玄胡索七枚，青黛二钱，牙皂二个去皮子，为末，水和丸如杏仁大。每以水化一丸，灌入病人鼻内，随左右，口咬铜钱一个，当有涎出成盆而愈。永类方。**坠落车马**筋骨痛不止。玄胡索末，豆淋酒服二钱，日二服。圣惠方。

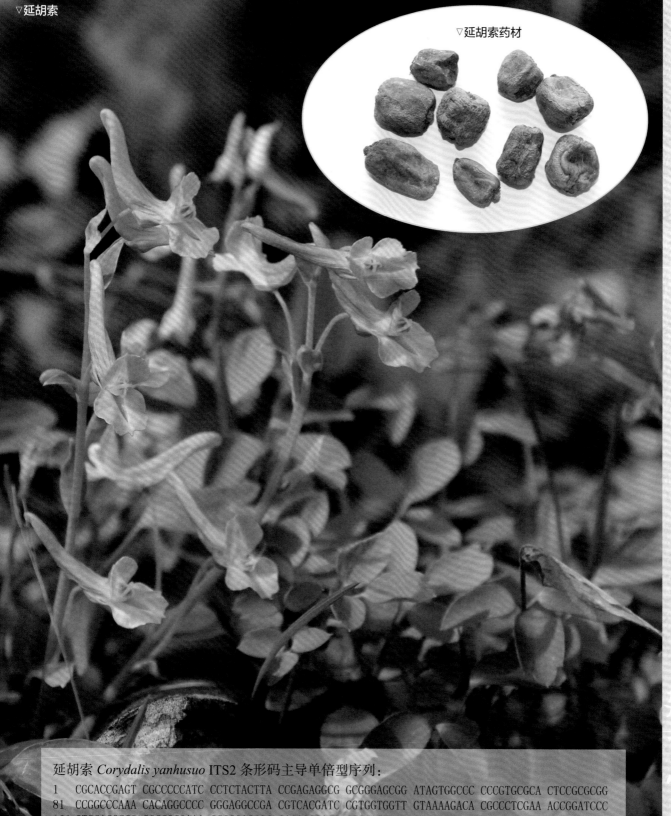

▽延胡索

▽延胡索药材

延胡索 *Corydalis yanhusuo* ITS2 条形码主导单倍型序列：

1　CGCACCGAGT CGCCCCCATC CCTCTACTTA CCGAGAGGCG GCGGGAGCGG ATAGTGGCCC CCCGTGCGCA CTCCGCGCGG
81　CCGGCCCAAA CACAGGCCCC GGGAGGCCGA CGTCACGATC CGTGGTGGTT GTAAAAGACA CGCCCTCGAA ACCGGATCCC
161 GTGCACGCCG CGCCGCGAAA CCCGGAGGGC CACAGCGACC CCCAGGGCT GTCCTTGCAC CGCAAGGACG GCGCCCACTC
241 TG

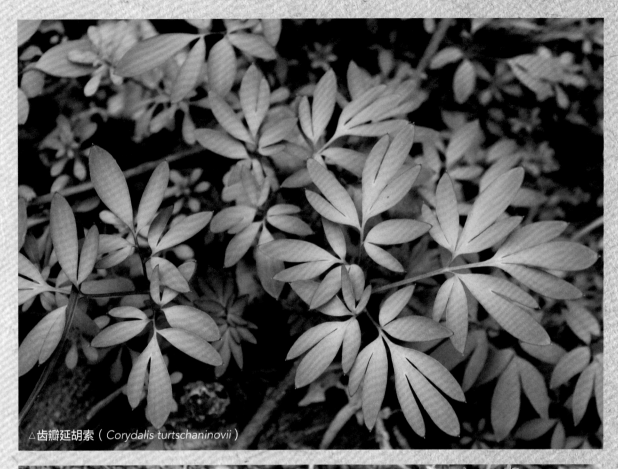

△齿瓣延胡索（*Corydalis turtschaninovii*）

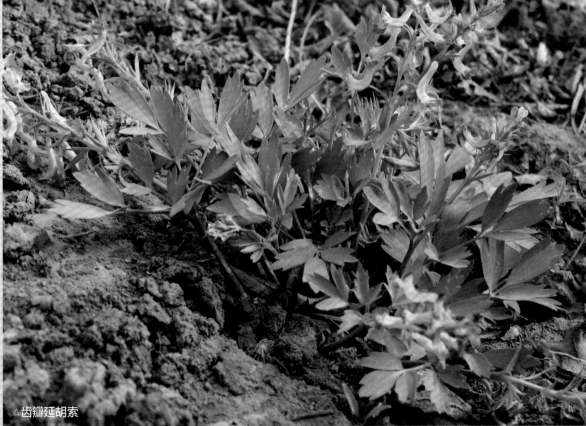

△齿瓣延胡索

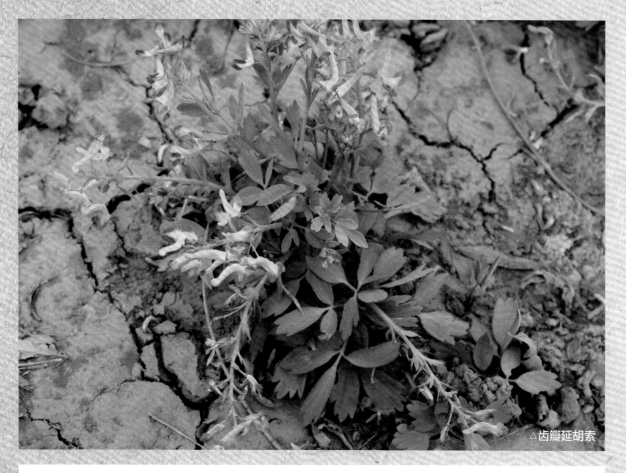

△齿瓣延胡索

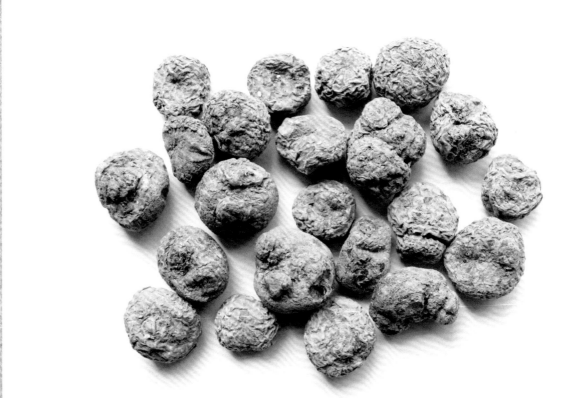

△延胡索（齿瓣延胡索）药材

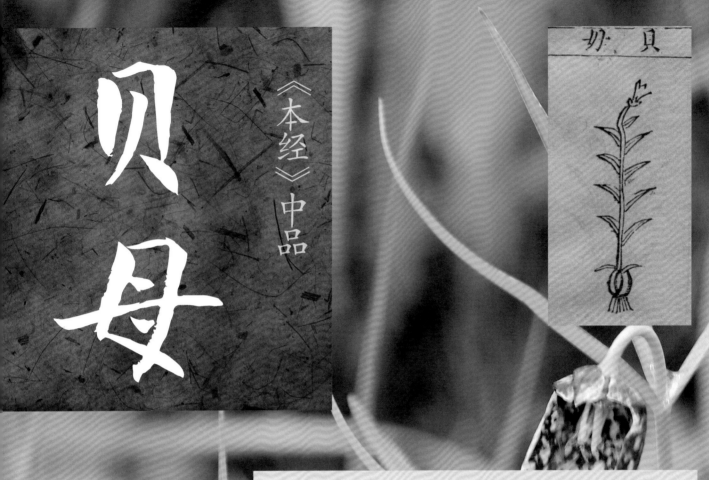

贝母

《本经》中品

切贝

▷贝母的原植物

‖ 基原 ‖

据《纲目图鉴》《纲目彩图》《草药大典》等综合分析考证，本品为百合科植物川贝母 *F. cirrhosa* D.Don、暗紫贝母 *F. unibracteata* Hsiao et K.C.Hsia、浙贝母 *Fritillaria thunbergii* Miq 等。浙贝母分布于江苏、安徽、浙江、湖南等地；川贝母分布于四川、云南、西藏等地；暗紫贝母分布于四川、青海等地。《药典》收载浙贝母药材为百合科植物浙贝母的干燥鳞茎。初夏植株枯萎时采挖，洗净，大小分开，大者除去芯芽，习称"大贝"；小者不去芯芽，习称"珠贝"，分别撞擦，除去外皮，拌以煅过的贝壳粉，吸去擦出的浆汁，干燥；或取鳞茎，大小分开，洗净，除去芯芽，趁鲜切成厚片，洗净，干燥，习称"浙贝片"。收载川贝母药材为百合科植物川贝母、暗紫贝母、甘肃贝母 *F. przewalskii* Maxim.、梭砂贝母 *F. delavayi* Franch.、太白贝母 *F. taipaiensis* P.Y.Li 或瓦布贝母 *F. unibracteata* Hsiao et K.C.Hsia var *wabuensis*（S.Y.Tang et S.C.Yue）Z.D.Liu, S.Wang et S.C.Chen 的干燥鳞茎，按性状不同分别习称"松贝""青贝""炉贝"和"栽培品"；夏、秋二季或积雪融化后采挖，除去须根、粗皮及泥沙，晒干或低温干燥。

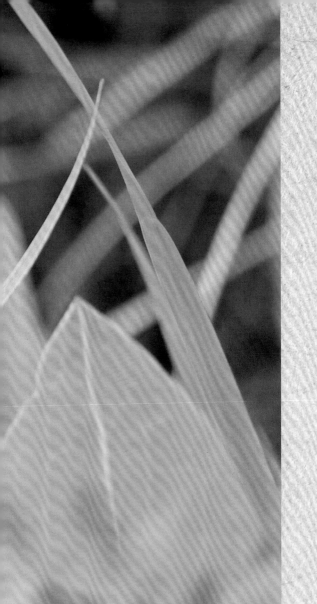

‖释名‖

茵尔雅。音萌。**勤母**别录**苦菜**别录**苦花**别录**空草**别录**药实**。[弘景曰]形似聚贝子，故名贝母。[时珍曰]诗云言采其茵，即此。一作蝱，谓根状如蝱也。苦菜、药实，与野苦荬、黄药子同名。

‖集解‖

[别录曰]贝母生晋地，十月采根暴干。[恭曰]其叶似大蒜。四月蒜熟时，采之良。若十月，苗枯根亦不佳也。出润州、荆州、襄州者最佳，江南诸州亦有。[颂曰]今河中、江陵府、郢、寿、随、郑、蔡、润、滁州皆有之。二月生苗，茎细，青色。叶亦青，似荞麦叶，随苗出。七月开花，碧绿色，形如鼓子花。八月采根，根有瓣子，黄白色，如聚贝子。此有数种。陆玑诗疏云：茵，贝母也。叶如栝楼而细小。其子在根下，如芋子，正白，四方连累相着，有分解。今近道出者正类此。郭璞尔雅言白花叶似韭，此种罕复见之。[敩曰]贝母中有独颗团不作两片无皱者，号曰丹龙精，不入药用。误服令人筋脉永不收，惟以黄精、小蓝汁服之，立解。

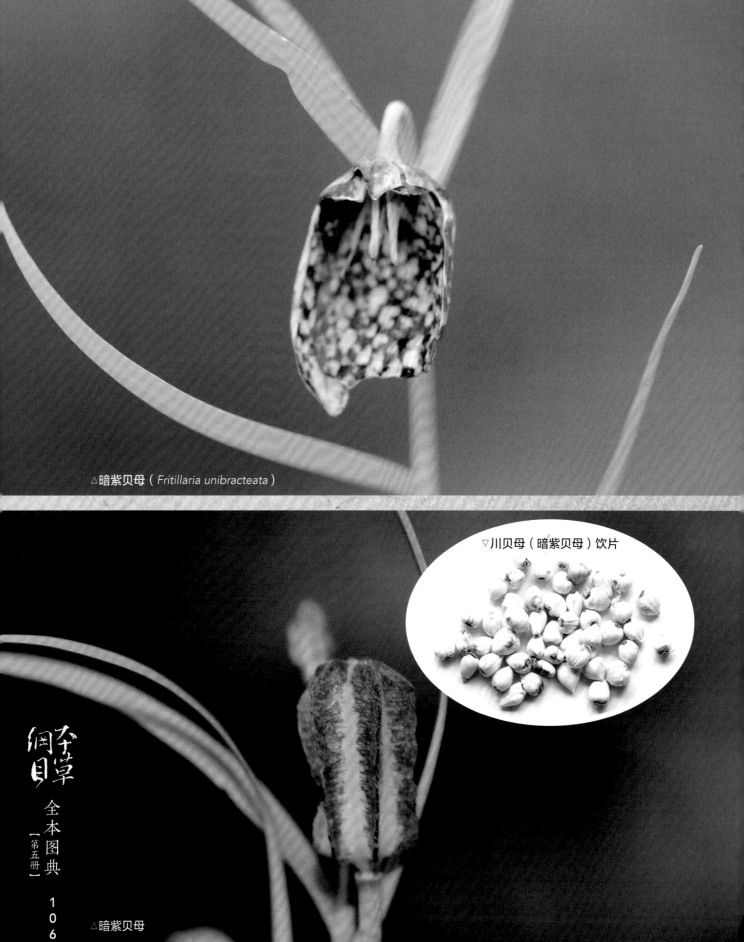

△暗紫贝母（*Fritillaria unibracteata*）

▽川贝母（暗紫贝母）饮片

△暗紫贝母

浙贝母 *Fritillaria thunbergii* ITS2 条形码主导单倍型序列：

```
1   CGCCTTGTTT CGCTCCGTGC CCAACGCCCC TTCGGGGGCG GTCACGGATG CGGAGATTGG CCCCCCGTGC CTCGTGTGCG
81  GCGGGCTTAA GCGCGGGCTG TCGGCGCCGG GATGGGCACG ACGAGTGGTG GACGGAGCAC CAGCAGGATG TCGTGGCCCC
161 CCGTCGCCTT AAGGGGCCCA AGAGACCCGG ACCGGGCGAG CCGTGCTCCG TACGAGGAGG GCGTGCCGTC TCGCAATG
```

川贝母 *Fritillaria cirrhosa* ITS2 条形码主导单倍型序列：

```
1   CGCCTTGTTT CGCTCCGTGC CCAATGACCC TTCGGGTGCG GTCACGGATG CGGAGATTGG CCCCCCGTGC CTCGTGTGCG
81  GCGGGCTTAA GCGCGGGCTG TCGGCGTCGG GATGGGCACG ACGAGTGGTG GACGGAGCAC CAGCAGGATG TTGTGGCCCC
161 CCGTCGCCTT AAGGGGCTCA AGAGACCCGG ACCGGGCGAG CCGTGCTCCG TACGAGGAGG GCGTGCCGTC TCGCAATG
```

暗紫贝母 *Fritillaria unibracteata* ITS2 条形码主导单倍型序列：

```
1   CGCCTTGTTT CGCTCCGTGC CCAATGACCC TTCGGGTGCG GTCACGGATG CGGAGATTGG CCCCCCGTGC CTCGTGTGCG
81  GCGGGCTTAA GCGCGGGCTG TCGGCGTCGG GATGGGCACG ACGAGTGGTG GACGGAGCAC CAGCAGGATG TTGTGGCCCC
161 CCGTCGCCTT AAGGGGCTCA AGAGACCCGG AACGGGCGAG CCGTGCTCCG TACGAGGAGG GCGTGCCGTC TCGCAATG
```

甘肃贝母 *Fritillaria przewalskii* ITS2 条形码主导单倍型序列：

```
1   CGCCTTGTTT CGCTCCGTGC CCAATGACCC TTCGGGTGCG GTCACGGATG CGGAGATTGG CCCCCCGTGC CTCGTGTGCG
81  GCGGGCTTAA GCGCGGGCTG TCGGCGTCGG GATGGGCACG ACGAGTGGTG GACGGAGCAC CAGCAGGATG TTGTGGCCCC
161 CCGTCGCCTT AAGGGGCTCA AGAGACCCGG AACGGGCGAG CCGTGCTCCG TACGAGGAGG GCGTGCCGTC TCGCAATG
```

梭砂贝母 *Fritillaria delavayi* ITS2 条形码主导单倍型序列：

```
1   CGCCTTGTTT CGCTCCGTGC CCAATGACCC TTCGGGTGCG GTCACGGATG CGGAGATTGG CCCCCCGTGC CTCGTGTGCG
81  GCGGGCTTAA GCGCGGGCTG TCGGCGTCGG GATGGGCACG ACGAGTGGTG GACGGAGCAC CAGCAGGATG TTGTGGCCCC
161 CTGTCGCCTT AAGGGGCTCA AGAGACCCGG AACGGGCGAG CCGTGCTCCG TACGAGGAGG GCGTGCCGTC TCGCAATG
```

太白贝母 *Fritillaria taipaiensis* ITS2 条形码主导单倍型序列：

```
1   CGCCTTGTTT CGCTCCGTGC CCAATGTCCC TTCGGGTGCG GTCACGGATG CGGAGATTGG CCCCCCGTGC CTCGTGTGCG
81  GCGGGCTTAA GCGCGGGCTG TCGGCGCCGG GATGGGCACG ACGAGTGGTG GACGGAGCAC CAGCAGGATG TTGTGGCCCC
161 CCGTCGCCTT AAGGGGCTCA AGAGACCCGG ACCGGGCGAG CCGTGCTCCG TACGAGGAGG GCGTGCCGTC TCGCAATG
```

瓦布贝母 *Fritillaria unibracteata* var. *wabuensis* ITS2 条形码主导单倍型序列：

```
1   CGCCTTGTTT CGCTCCGTGC CCAATGACCC TTCGGGTGCG GTCACGGATG CGGAGATTGG CCCCCCGTGC CTCGTGTGCG
81  GCGGGCTTAA GCGCGGGCTG TCGGCGTCGG GATGGGCACG ACGAGTGGTG GACGGAGCAC CAGCAGGATG TTGTGGCCCC
161 CCGTCGCCTT AAGGGGCTCA AGAGACCCGG AACGGGCGAG CCGTGCTCCG TACGAGGAGG GCGTGCCGTC TCGCAATG
```

‖修治‖

[敩曰] 凡使，先于柳木灰中炮黄，擘，去内口鼻中有米许大者心一颗，后拌糯米于铫上同炒，待米黄，去米用。

‖气味‖

辛，平，无毒。[别录曰] 苦，微寒。[恭曰] 味甘、苦，不辛。[之才曰] 厚朴、白微为之使，恶桃花，畏秦艽、莽草、礜石，反乌头。

‖主治‖

伤寒烦热，淋沥邪气疝瘕，喉痹乳难，金疮风痉。本经。疗腹中结实，心下满，洗洗恶风寒，目眩项直，咳嗽上气，止烦热渴，出汗，安五脏，利骨髓。别录。服之不饥断谷。弘景。消痰，润心肺。末和沙糖丸含，止嗽。烧灰油调，傅人畜恶疮，敛疮口。大明。主胸胁逆气，时疾黄疸。研末点目，去肤翳。以七枚作末酒服，治产难及胞衣不出。与连翘同服，主项下瘤瘿疾。甄权。

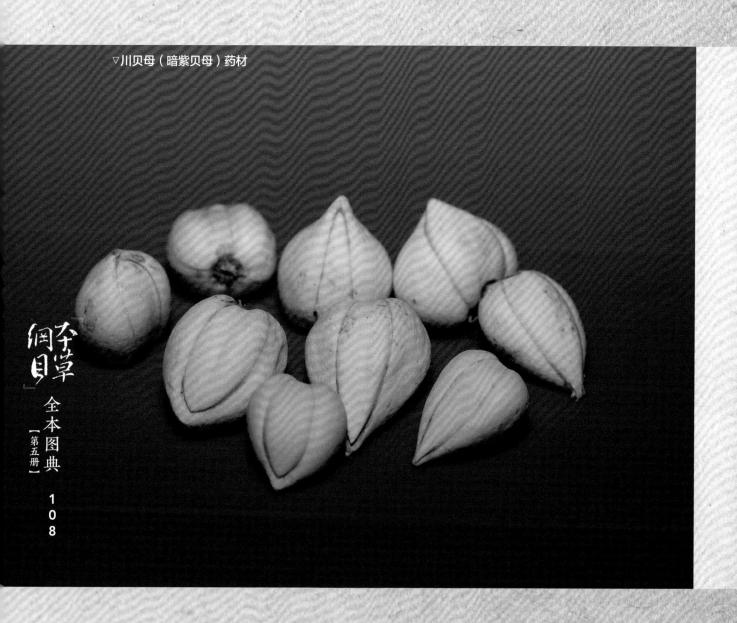

▽川贝母（暗紫贝母）药材

‖发明‖

[承曰] 贝母能散心胸郁结之气，故诗云，言采其蝱，是也。作诗者，本以不得志而言。今用治心中气不快、多愁郁者，殊有功，信矣。[好古曰] 贝母乃肺经气分药也。仲景治寒实结胸外无热证者，三物小陷胸汤主之，白散亦可，以其内有贝母也。成无己云：辛散而苦泄，桔梗、贝母之苦辛，用以下气。[机曰] 俗以半夏有毒，用贝母代之。夫贝母乃太阴肺经之药，半夏乃太阴脾经、阳明胃经之药，何可以代？若虚劳咳嗽、吐血咯血、肺痿肺痈、妇人乳痈痈疽及诸郁之证，半夏乃禁忌，皆贝母为向导，犹可代也；至于脾胃湿热，涎化为痰，久则生火，痰火上攻，昏愦僵仆蹇涩诸证，生死旦夕，亦岂贝母可代乎？[颂曰] 贝母治恶疮。唐人记其事云：江左尝有商人，左膊上有疮如人面，亦无他苦。商人戏以酒滴口中，其面赤色。以物食之，亦能食，多则膊内肉胀起。或不食，则一臂痹焉。有名医教其历试诸药，金石草木之类，悉无所苦，至贝母，其疮乃聚眉闭口。商人喜，因以小苇筒毁其口灌之，数日成痂遂愈，然不知何疾也。本经言主金疮，此岂金疮之类欤。

▽川贝母（暗紫贝母）药材

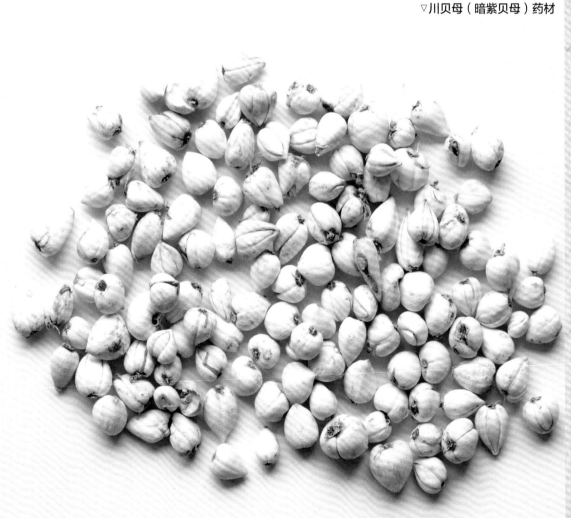

‖ 附方 ‖

新一十七。**忧郁不伸**胸膈不宽。贝母去心，姜汁炒研，姜汁面糊丸。每服七十丸，征士锁甲煎汤下。集效方。**化痰降气**止咳解郁，消食除胀，有奇效。用贝母去心一两，姜制厚朴半两，蜜丸梧子大，每白汤下五十丸。笔峰方。**小儿晬嗽**百日内咳嗽痰壅。贝母五钱，甘草半生半炙二钱，为末，沙糖丸芡子大，每米饮化下一丸。全幼心鉴。**孕妇咳嗽**贝母去心，麸炒黄为末，沙糖拌丸芡子大。每含咽一丸，神效。救急易方。**妊娠尿难**饮食如故。用贝母、苦参、当归各四两，为末，蜜丸小豆大，每饮服三丸至十丸。金匮要略。**乳汁不下**二母散：贝母、知母、牡蛎粉等分，为细末，每猪蹄汤调服二钱，此祖传方也。王海藏汤液本草。**冷泪目昏**贝母一枚，胡椒七粒，为末点之。儒门事亲方。**目生弩肉**肘后用贝母、真丹等分为末，日点。摘玄方用贝母、丁香等分为末，乳汁调点。**吐血不止**贝母炮研，温浆水服二钱。圣惠方。**衄血不止**贝母炮研

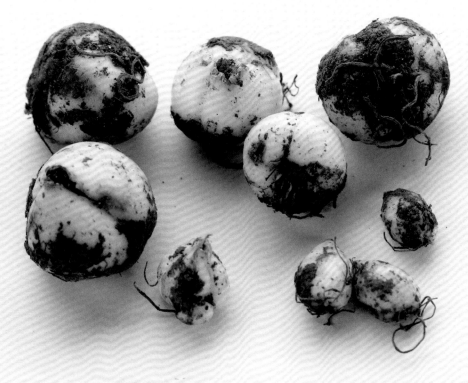

△川贝母（*Fritillaria cirrhosa*）鳞茎

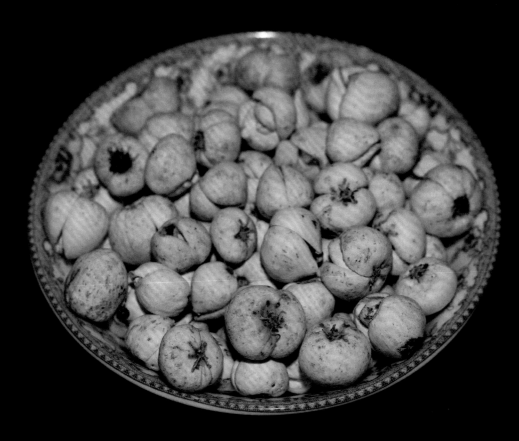

末，浆水服二钱，良久再服。普济方。**小儿鹅口**满口白烂。贝母去心为末，半钱，水五分，蜜少许，煎三沸，缴净抹之，日四五度。圣惠方。**吹奶作痛**贝母末吹鼻中，大效。危氏得效方。**乳痈初肿**贝母末，酒服二钱，仍令人吮之，即通。仁斋直指方。**便痈肿痛**贝母、白芷等分为末，酒调服或酒煎服，以滓贴之。永类钤方。**紫白癜斑**贝母、南星等分为末，生姜带汁擦之。德生堂方用贝母、干姜等分为末，如澡豆，入密室中浴擦，得汗为妙。谈野翁方以生姜擦动，醋磨贝母涂之。圣惠方用贝母、百部等分为末，自然姜汁调搽。**蜘蛛咬毒**缚定咬处，勿使毒行。以贝母末酒服半两，至醉。良久酒化为水，自疮口出，水尽，仍塞疮口，甚妙。仁斋直指方。**蛇蝎咬伤**方同上。

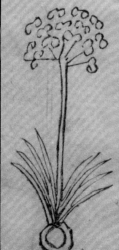

‖ 基原 ‖

据《中华本草》《中药志》等综合分析考证，本品为兰科植物杜鹃兰 Gremastra appendiculata (D.Don) Makino、独蒜兰 Pleione bulbocodioides (Franch.) Rolfe 的。分布于甘肃、陕西、山西至长江以南各地。但《纲目图鉴》认为本品为老鸦瓣（光慈菇）Tulipa edulis (Miq.) Baker。《药典》收载山慈菇药材为兰科植物杜鹃兰、独蒜兰或云南独蒜兰 Pleione yunnanensis Rolfe 的干燥假鳞茎。前者习称"毛慈菇"，后二者习称"冰球子"；夏、秋二季采挖，除去地上部分及泥沙，分开大小置沸水锅中蒸煮至透心，干燥。

山慈菇

宋《嘉祐》

纲目草
全本图典
【第五册】

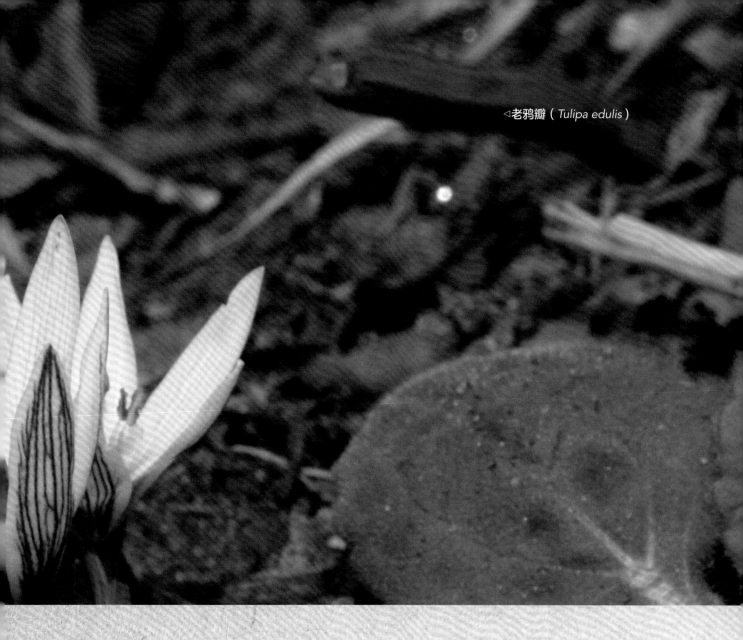

‖释名‖

金灯拾遗**鬼灯檠**纲目**朱姑**纲目**鹿蹄草**纲目**无义草**。[时珍曰] 根状如水慈姑，花状如灯笼而朱色，故有诸名。段成式西阳杂俎云：金灯之花与叶不相见，人恶种之，谓之无义草。又有试剑草，亦名鹿蹄草，与此同名，见后草之五。

‖集解‖

[藏器曰] 山慈姑生山中湿地，叶似车前，根如慈姑。[大明曰] 零陵间有一种团慈姑，根如小蒜，所主略同。[时珍曰] 山慈姑处处有之。冬月生叶，如水仙花之叶而狭。二月中抽一茎如箭杆，高尺许。茎端开花白色，亦有红色、黄色者，上有黑点，其花乃众花簇成一朵，如丝纽成可爱。三月结子，有三棱。四月初苗枯，即掘取其根，状如慈姑及小蒜，迟则苗腐难寻矣。根苗与老鸦蒜极相类，但老鸦根无毛，慈姑有毛壳包裹为异尔。用之，去毛壳。

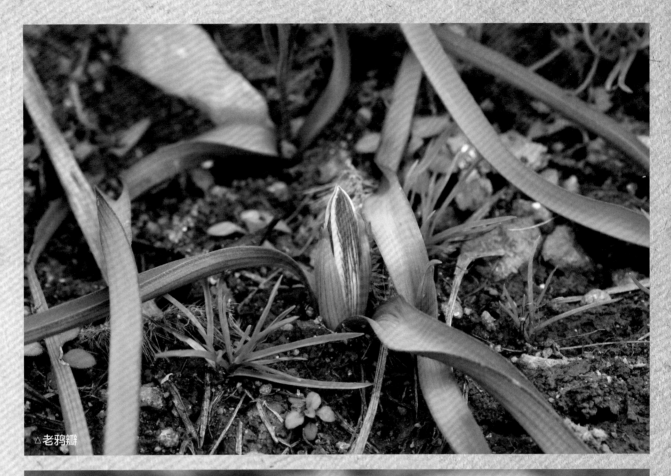

△老鸦瓣

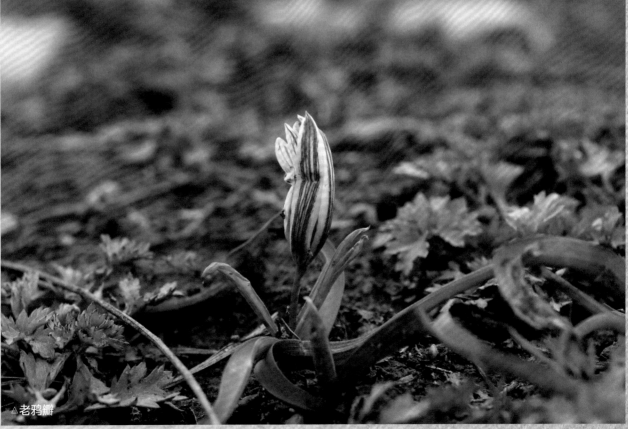

△老鸦瓣

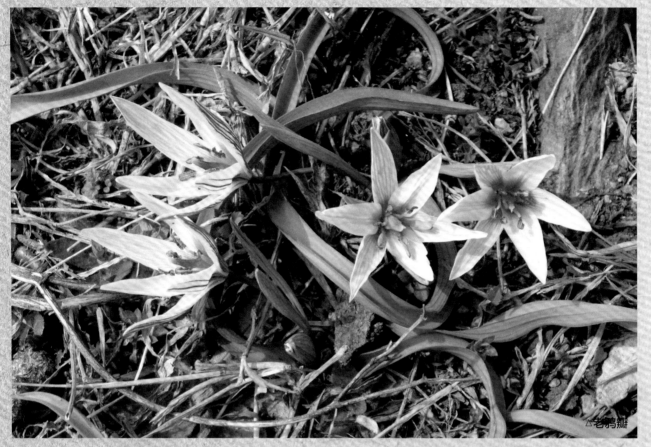

△老鸦瓣

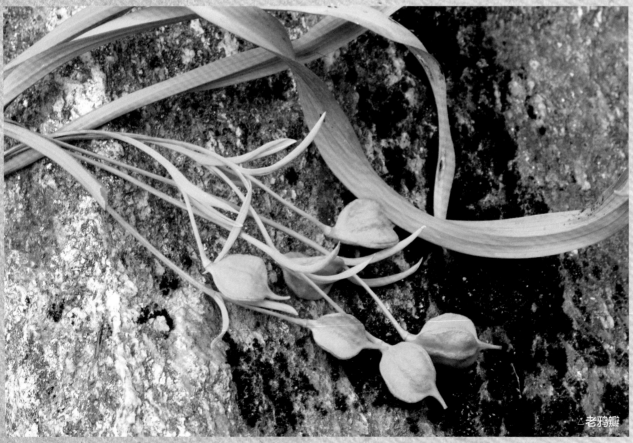

△老鸦瓣

根

‖ 气味 ‖

甘、微辛，有小毒。

‖ 主治 ‖

痈肿疮瘘瘰疬结核等，醋磨傅之。亦剥人面皮，除皮皯䵟。藏器。主疔肿，攻毒破皮，解诸毒蛊毒，蛇虫狂犬伤。时珍。

‖ 附方 ‖

新五。**粉滓面**野山慈姑根，夜涂旦洗。普济方。**牙龈肿痛**红灯笼枝根，煎汤漱吐。孙天仁集效方。**痈疽疔肿**恶疮及黄疸。慈姑连根同苍耳草等分，捣烂，以好酒一钟，滤汁温服。或干之为末，每酒服三钱。乾坤生意。**风痰痫疾**金灯花根似蒜者一个，以茶清研如泥，日中时以茶调下，即卧日中，良久，吐出鸡子大物，

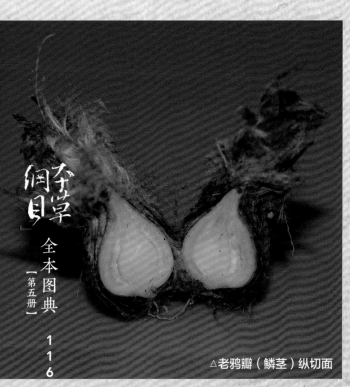

△老鸦瓣（鳞茎）纵切面

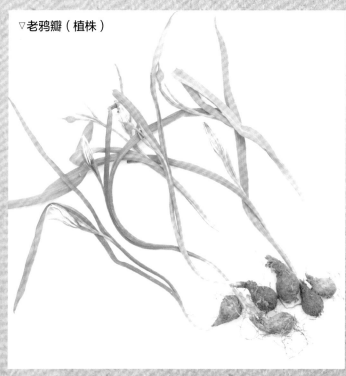

▽老鸦瓣（植株）

永不发。如不吐，以热茶投之。奇效良方。**万病解毒丸**一名太乙紫金丹，一名玉枢丹。解诸毒，疗诸疮，利关节，治百病，起死回生，不可尽述。凡居家远出，行兵动众，不可无此。山慈姑去皮洗极净焙，二两，川五倍子洗刮焙，二两，千金子仁白者研，纸压去油，一两，红芽大戟去芦洗焙，一两半，麝香三钱，以端午七夕重阳或天德月德黄道上吉日，预先斋戒盛服，精心治药，为末，陈设拜祷，乃重罗令匀，用糯米浓饮和之，木臼杵千下，作一钱一锭。病甚者连服，取利一二行，用温粥补之。凡一切饮食药毒，蛊毒瘴气，河豚、土菌、死牛马等毒，并用凉水磨服一锭，或吐或利即愈。痈疽发背，疔肿杨梅等，一切恶疮，风疹赤游，痔疮，并用凉水或酒磨涂，日数次，立消。阴阳二毒伤寒，狂乱瘟疫，喉痹喉风，并用冷水入薄荷汁数匙化下。心气痛并诸气，用淡酒化下。泄泻痢下，霍乱绞肠沙，用薄荷汤下。中风中气，口紧眼歪，五癫五痫，鬼邪鬼胎，筋挛骨痛，并暖酒下。自缢、溺水、鬼迷，心头温者，冷水磨灌之。传尸痨瘵，凉水化服，取下恶物虫积为妙。久近疟疾，将发时，东流水煎桃枝汤化服。女人经闭，红花酒化服。小儿惊风，五疳五痫，薄荷汤下。头风头痛，酒研贴两太阳上。诸腹鼓胀，麦芽汤化下。风虫牙痛，酒磨涂之。亦吞少许。打扑伤损，松节煎酒下。汤火伤，毒蛇恶犬，一切虫伤，并冷水磨涂，仍服之。王璆百一选方。

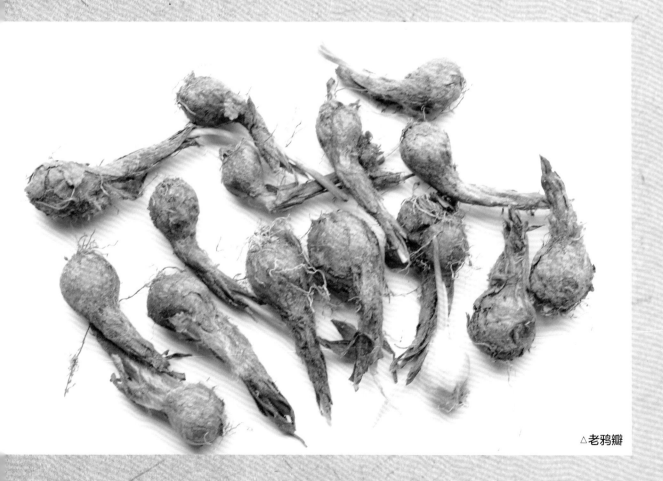

△老鸦瓣

叶

‖ 主治 ‖

疮肿，入蜜捣涂疮口，候清血出，效。慎微。涂乳痈、便毒尤妙。时珍。

‖ 附方 ‖

新一。**中溪毒生疮**朱姑叶捣烂涂之。生东间，叶如蒜叶。外台秘要。

花

‖ 主治 ‖

小便血淋涩痛，同地檗花阴干，每用三钱，水煎服。圣惠。

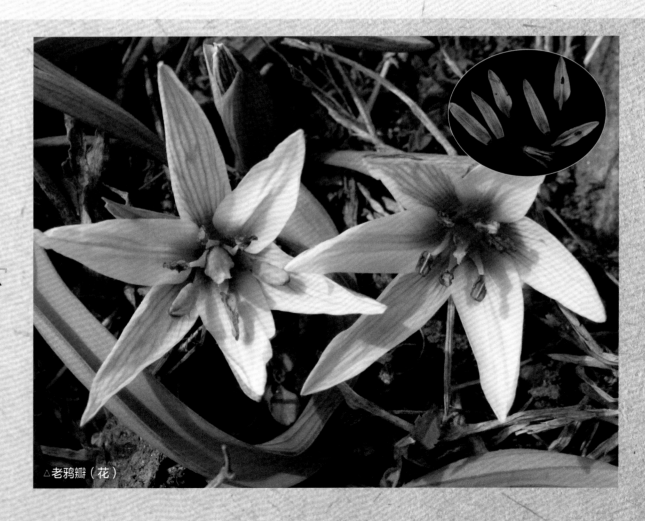

△老鸦瓣（花）

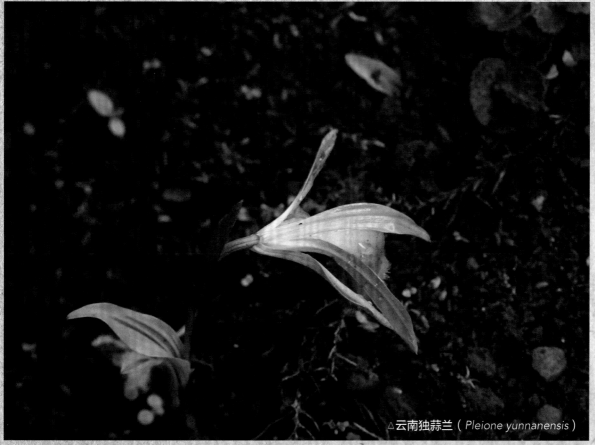

△云南独蒜兰（ *Pleione yunnanensis* ）

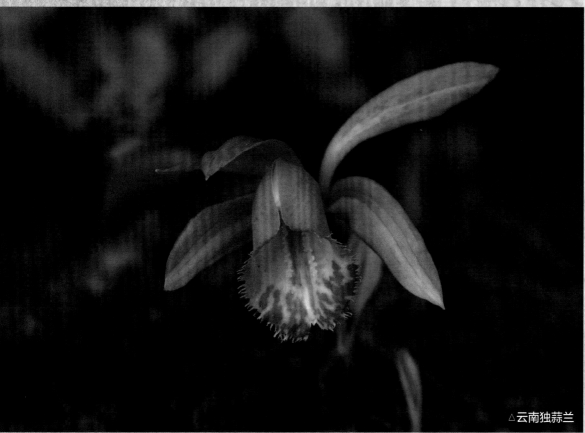

△云南独蒜兰

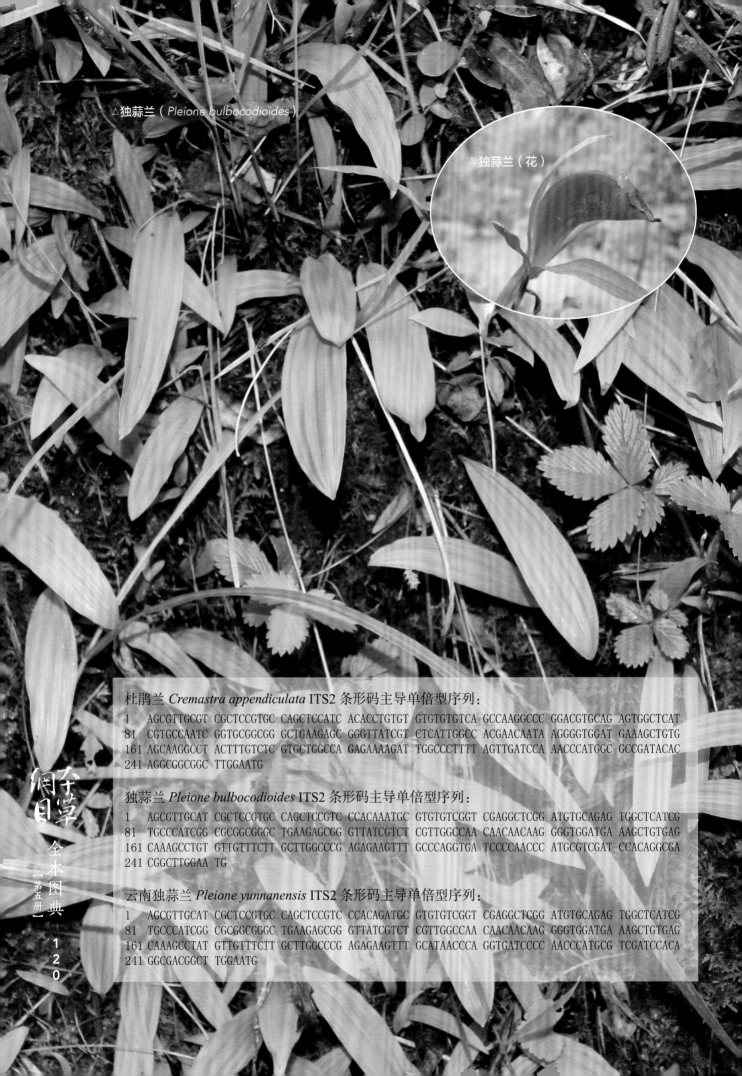

△独蒜兰（*Pleione bulbocodioides*）

▽独蒜兰（花）

杜鹃兰 *Cremastra appendiculata* ITS2 条形码主导单倍型序列：

```
1   AGCGTTGCGT CGCTCCGTGC CAGCTCCATC ACACCTGTGT GTGTGTGTCA GCCAAGGCCC GGACGTGCAG AGTGGCTCAT
81  CGTGCCAATC GGTGCGGCGG GCTGAAGAGC GGGTTATCGT CTCATTGGCC ACGAACAATA AGGGGTGGAT GAAAGCTGTG
161 AGCAAGGCCT ACTTTGTCTC GTGCTGGCCA GAGAAAAGAT TGGCCCTTTT AGTTGATCCA AACCCATGGC GCCGATACAC
241 AGGCGGCGGC TTGGAATG
```

独蒜兰 *Pleione bulbocodioides* ITS2 条形码主导单倍型序列：

```
1   AGCGTTGCAT CGCTCCGTGC CAGCTCCGTC CCACAAATGC GTGTGTCGGT CGAGGCTCGG ATGTGCAGAG TGGCTCATCG
81  TGCCCATCGG CGCGGCGGGC TGAAGAGCGG GTTATCGTCT CGTTGGCCAA CAACAACAAG GGGTGGATGA AAGCTGTGAG
161 CAAAGCCTGT GTTGTTTCTT GCTTGGCCCG AGAGAAGTTT GCCCAGGTGA TCCCCAACCC ATGCGTCGAT CCACAGGCGA
241 CGGCTTGGAA TG
```

云南独蒜兰 *Pleione yunnanensis* ITS2 条形码主导单倍型序列：

```
1   AGCGTTGCAT CGCTCCGTGC CAGCTCCGTC CCACAGATGC GTGTGTCGGT CGAGGCTCGG ATGTGCAGAG TGGCTCATCG
81  TGCCCATCGG CGCGGCGGGC TGAAGAGCGG GTTATCGTCT CGTTGGCCAA CAACAACAAG GGGTGGATGA AAGCTGTGAG
161 CAAAGCCTAT GTTGTTTCTT GCTTGGCCCG AGAGAAGTTT GCATAACCCA GGTGATCCCC AACCCATGCG TCGATCCACA
241 GGCGACGGCT TGGAATG
```

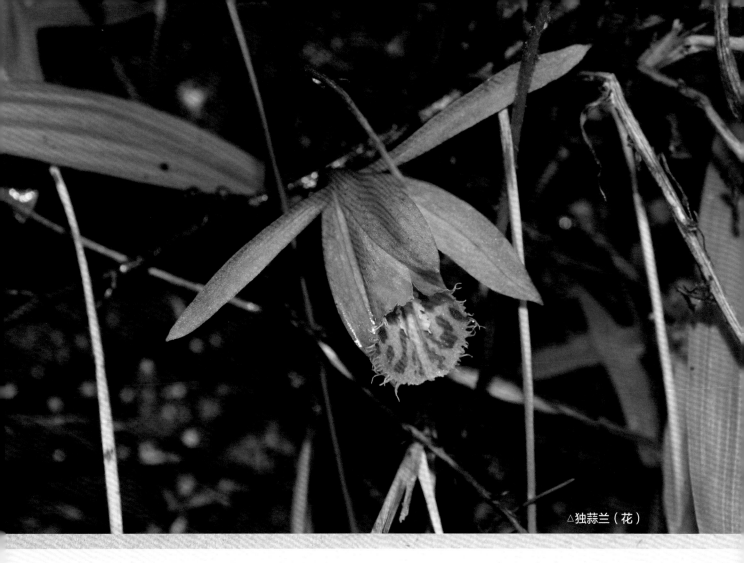

△独蒜兰（花）

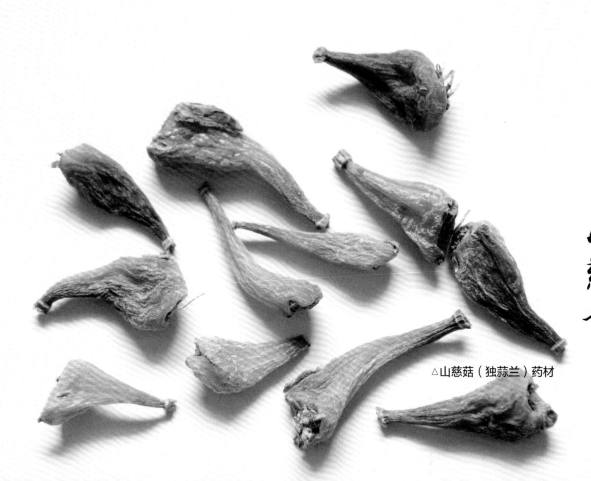

△山慈菇（独蒜兰）药材

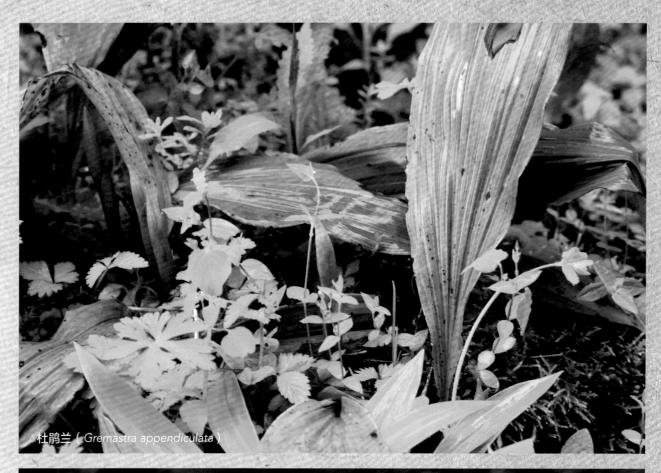

△杜鹃兰（*Gremastra appendiculata*）

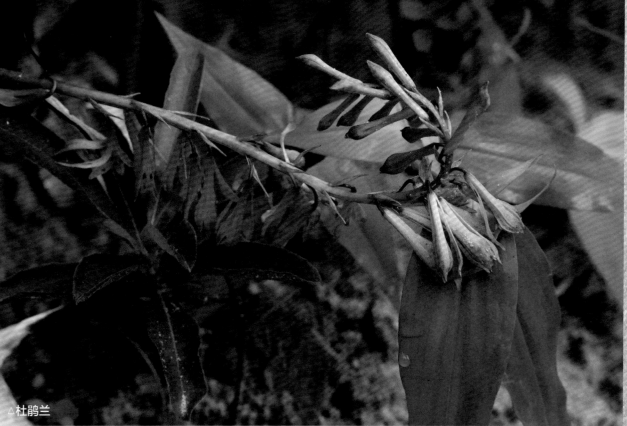

△杜鹃兰

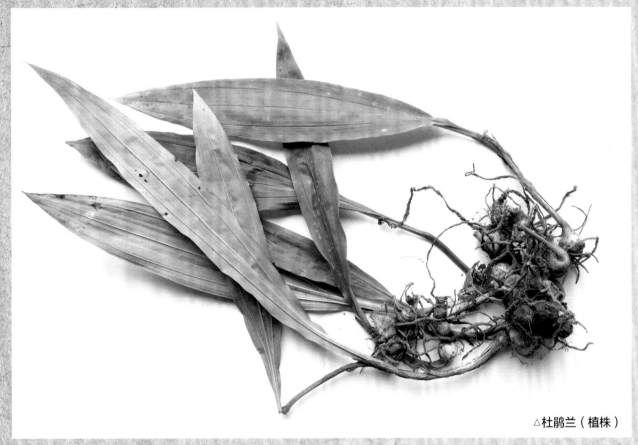

△杜鹃兰（植株）

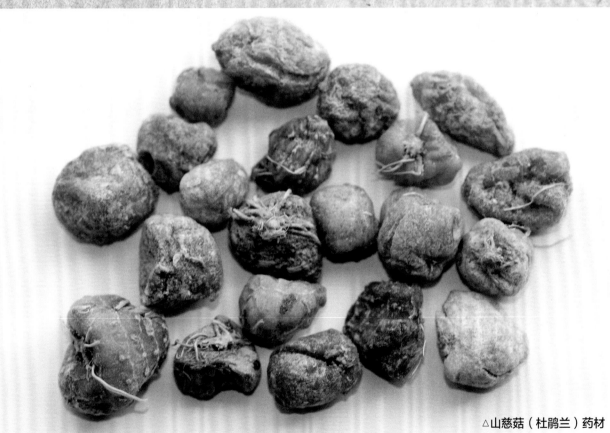

△山慈菇（杜鹃兰）药材

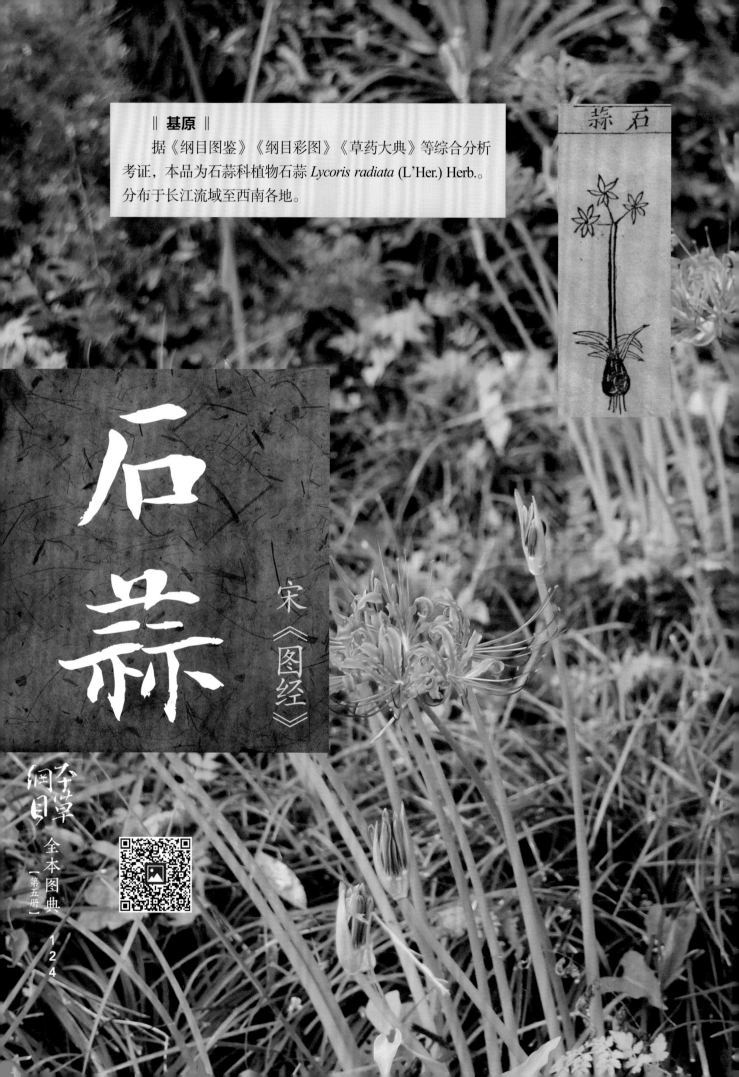

‖ **基原** ‖
据《纲目图鉴》《纲目彩图》《草药大典》等综合分析
考证，本品为石蒜科植物石蒜 *Lycoris radiata* (L'Her.) Herb.。
分布于长江流域至西南各地。

蒜石

石蒜

宋《图经》

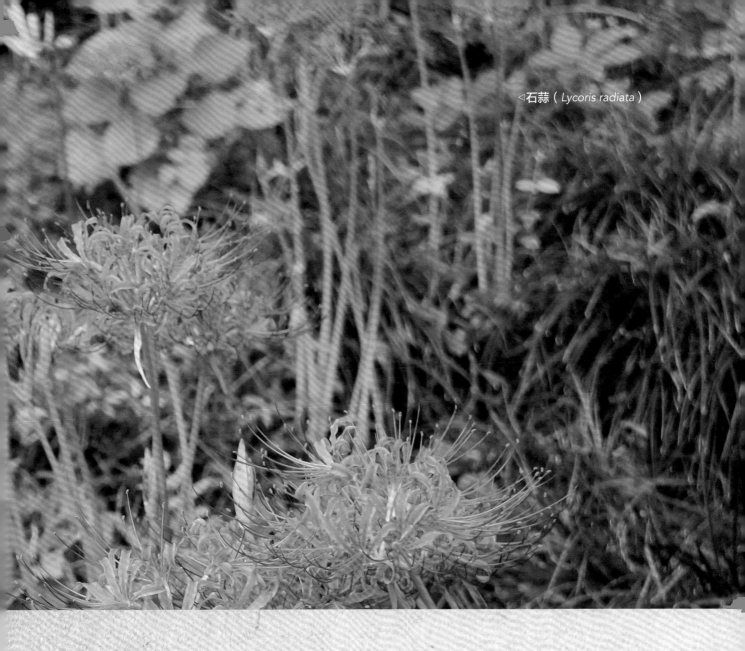

‖释名‖

乌蒜纲目 **老鸦蒜**救荒 **蒜头草**纲目 **婆婆酸**纲目 **一枝箭**纲目 **水麻**图经。[时珍曰] 蒜以根状名，箭以茎状名。

‖集解‖

[颂曰] 水麻生鼎州、黔州，其根名石蒜，九月采之。或云金灯花根，亦名石蒜，即此类也。[时珍曰] 石蒜处处下湿地有之，古谓之乌蒜，俗谓之老鸦蒜、一枝箭是也。春初生叶，如蒜秧及山慈姑叶，背有剑脊，四散布地。七月苗枯，乃于平地抽出一茎如箭杆，长尺许。茎端开花四五朵，六出红色，如山丹花状而瓣长，黄蕊长须。其根状如蒜，皮色紫赤，肉白色。此有小毒，而救荒本草言其可炸熟水浸过食，盖为救荒尔。一种叶如大韭，四五月抽茎，开花如小萱花黄白色者，谓之铁色箭，功与此同。二物并抽茎开花，后乃生叶，叶花不相见，与金灯同。

1
2
5

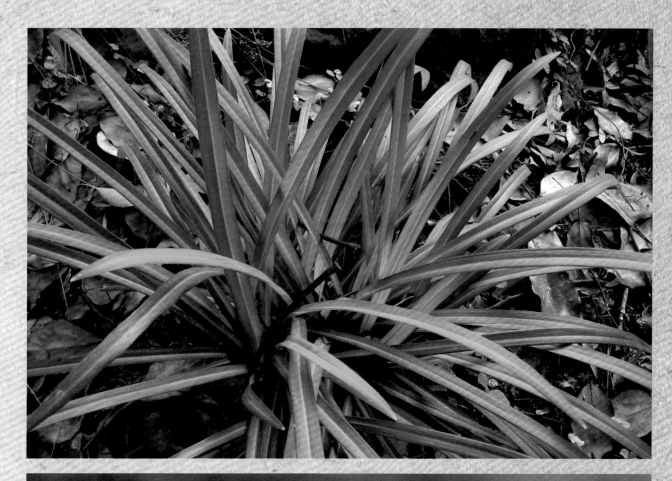

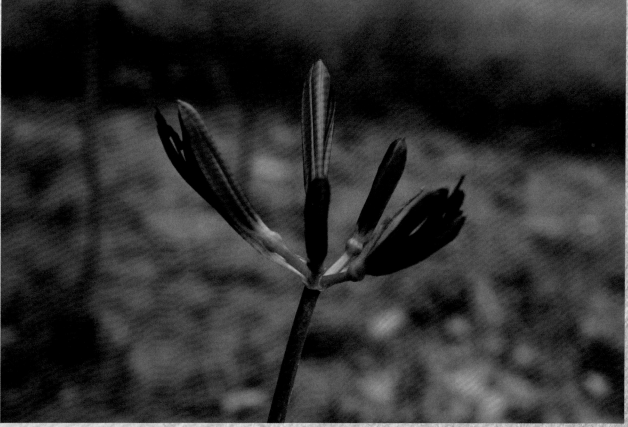

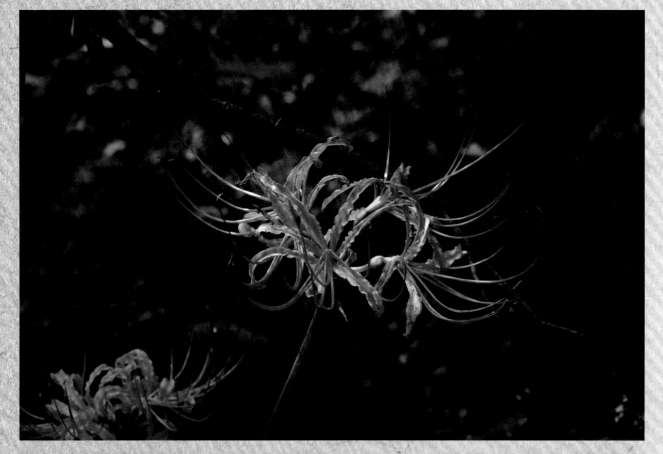

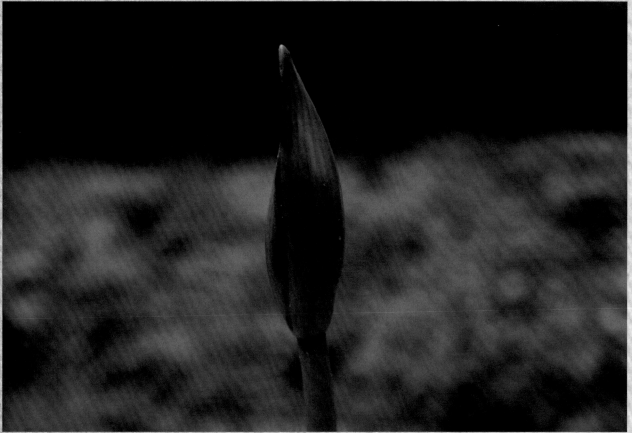

根

||气味||

辛、甘，温，有小毒。

||主治||

傅贴肿毒。苏颂。疗疮恶核，可水煎服取汗，及捣傅之。又中溪毒者，酒煎半升服。取吐良。时珍。

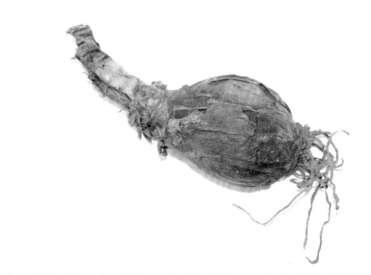

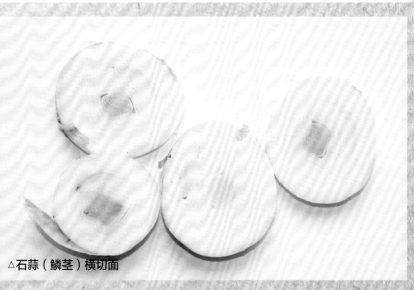

△石蒜（鳞茎）横切面

‖ 附方 ‖

新三。**便毒诸疮**一枝箭，捣烂涂之即消。若毒太甚者，洗净，以生白酒煎服，得微汗即愈。王永辅济世方。**产肠脱下**老鸦蒜即酸头草一把，以水三碗，煎一碗半，去滓熏洗，神效。危氏得效方。**小儿惊风**大叫一声就死者，名老鸦惊。以散麻缠住胁下及手心足心，以灯火爆之。用老鸦蒜晒干、车前子等分，为末，水调贴手足心。仍以灯心焠手足心，及肩膊眉心鼻心，即醒也。王日新小儿方。

▽石蒜（植株）

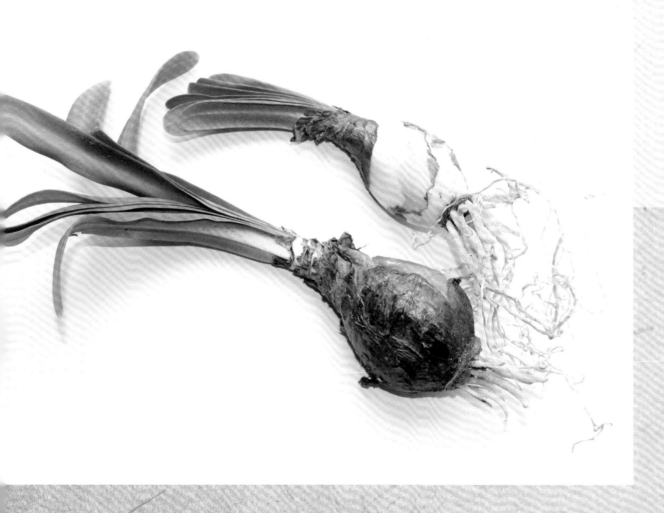

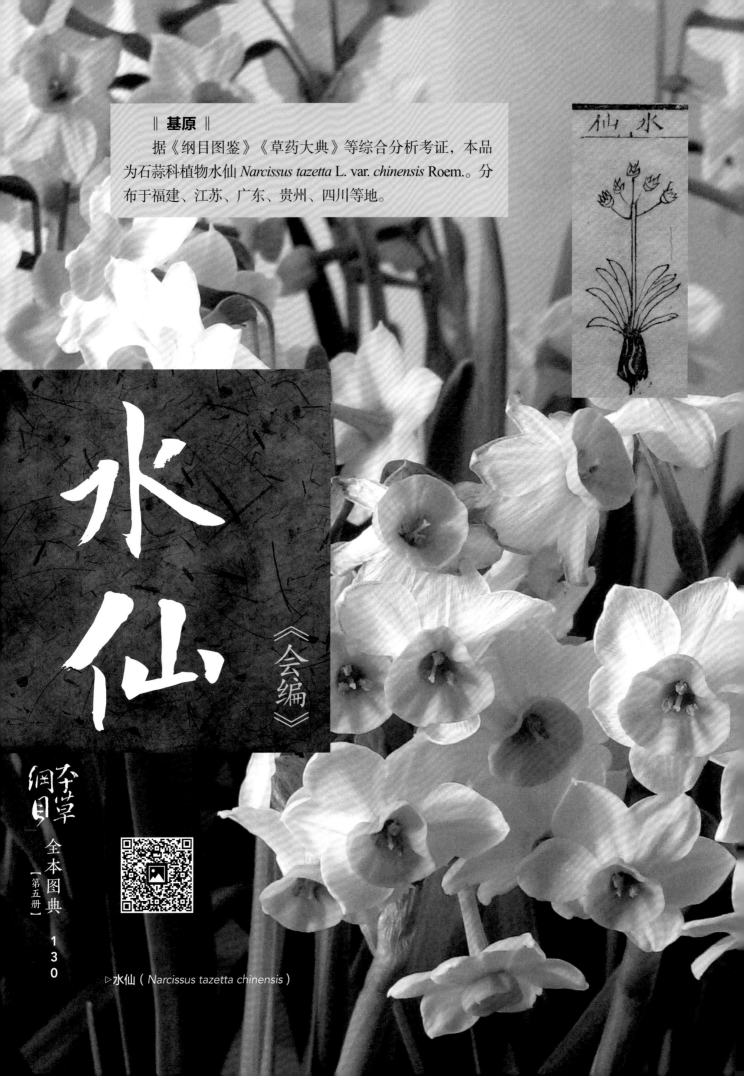

‖ 基原 ‖

据《纲目图鉴》《草药大典》等综合分析考证，本品为石蒜科植物水仙 *Narcissus tazetta* L. var. *chinensis* Roem.。分布于福建、江苏、广东、贵州、四川等地。

水仙

《会编》

▷水仙（*Narcissus tazetta chinensis*）

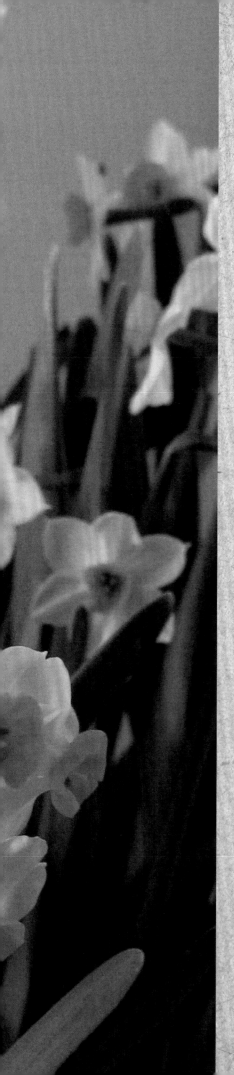

‖释名‖

金盏银台。[时珍曰] 此物宜卑湿处，不可缺水，故名水仙。金盏银台，花之状也。

‖集解‖

[机曰] 水仙花叶似蒜，其花香甚清。九月初栽于肥壤，则花茂盛，瘦地则无花。五月初收根，以童尿浸一宿，晒干，悬火暖处。若不移宿根更旺。[时珍曰] 水仙丛生下湿处。其根似蒜及薤而长，外有赤皮裹之。冬月生叶，似薤及蒜。春初抽茎，如葱头。茎头开花数朵，大如簪头，状如酒杯，五尖上承，黄心，宛然盏样，其花莹韵，其香清幽。一种千叶者，花皱，下轻黄而上淡白，不作杯状，人重之，指为真水仙，盖不然，乃一物二种尔。亦有红花者。按段成式酉阳杂俎云：捺袛出拂林国，根大如鸡卵，叶长三四尺，似蒜中心抽条，茎端开花六出，红白色，花心黄赤，不结子，冬生夏死。取花压油，涂身去风气。据此形状，与水仙仿佛，岂外国名谓不同耶。

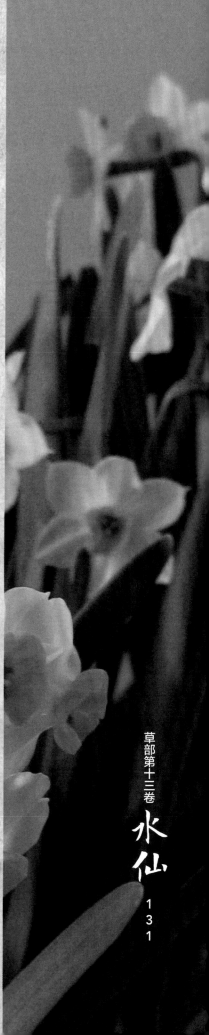

根

‖气味‖

苦、微辛，滑，寒，无毒。[土宿真君曰] 取汁伏汞，煮雄黄，拒火。

‖主治‖

痈肿及鱼骨哽。时珍。

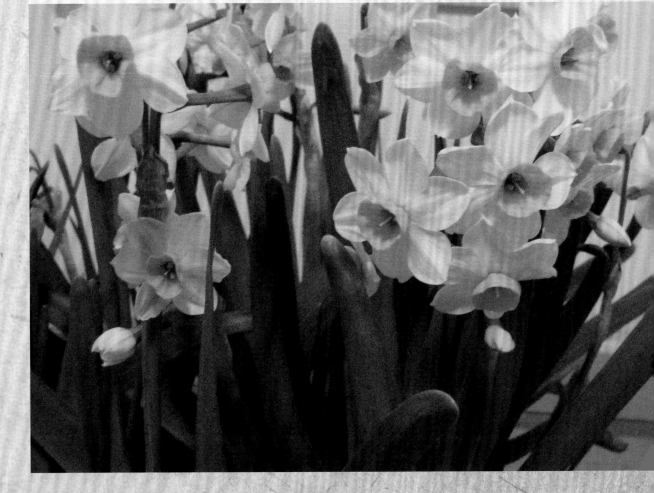

花

‖**气味**‖

缺。

‖**主治**‖

作香泽，涂身理发，去风气。又疗妇
人五心发热，同干荷叶、赤芍药等
分，为末，白汤每服二钱，热自退
也。时珍。出卫生易简方。

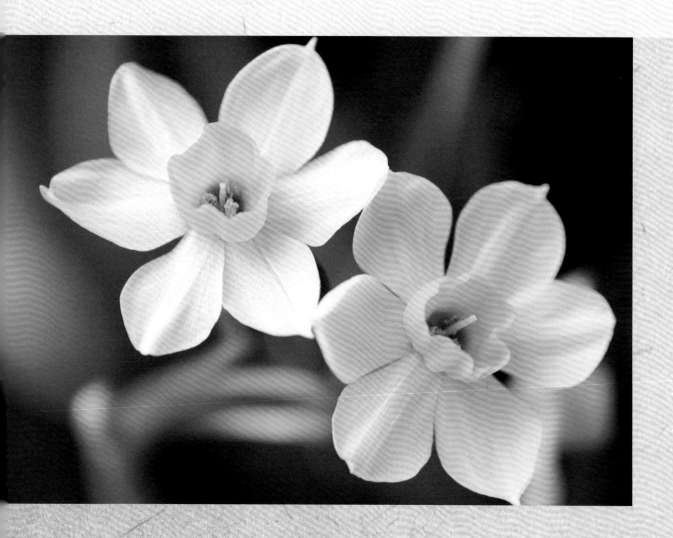

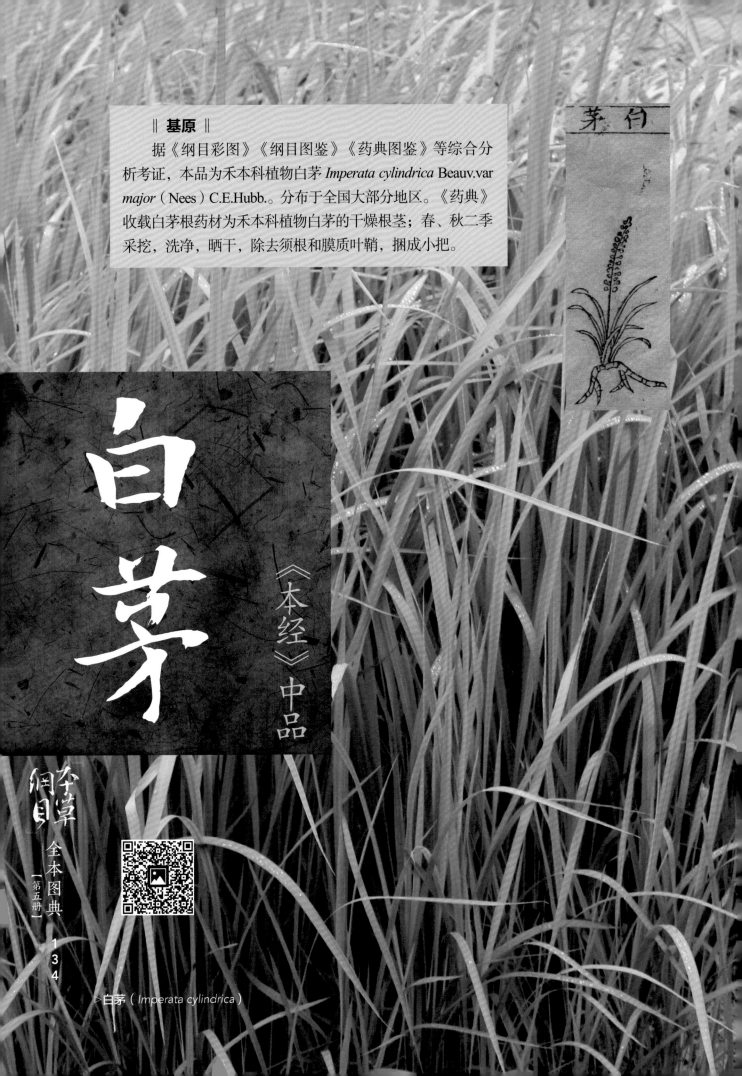

‖ **基原** ‖

据《纲目彩图》《纲目图鉴》《药典图鉴》等综合分析考证，本品为禾本科植物白茅 *Imperata cylindrica* Beauv.var *major*（Nees）C.E.Hubb.。分布于全国大部分地区。《药典》收载白茅根药材为禾本科植物白茅的干燥根茎；春、秋二季采挖，洗净，晒干，除去须根和膜质叶鞘，捆成小把。

茅白

白茅

《本经》中品

▷白茅（*Imperata cylindrica*）

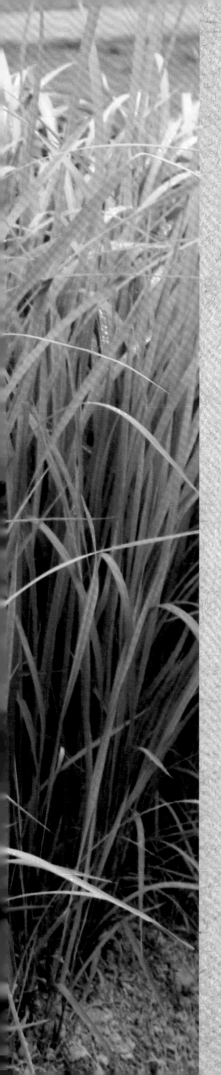

‖ 释名 ‖

根名茹根本经**兰根**本经**地筋**别录。[时珍曰] 茅叶如矛，故谓之茅。其根牵连，故谓之茹。易曰，拔茅连茹，是也。有数种：夏花者为茅，秋花者为菅。二物功用相近，而名谓不同。诗云，白华菅兮，白茅束兮，是也。别录不分茅菅乃二种，谓茅根一名地菅，一名地筋，而有名未用又出地筋，一名菅根。盖二物之根状皆如筋，可通名地筋，不可并名菅也，正之。

‖ 集解 ‖

[别录曰] 茅根生楚地山谷田野，六月采根。[弘景曰] 此即今白茅菅。诗云，露彼菅茅，是也。其根如渣芹甜美。[颂曰] 处处有之。春生芽，布地如针，俗谓之茅针，亦可啖，甚益小儿。夏生白花茸茸然，至秋而枯。其根至洁白，六月采之。又有菅，亦茅类也。陆玑草木疏云：菅似茅而滑无毛，根下五寸中有白粉者，柔韧宜为索，沤之尤善。其未沤者名野菅，入药与茅功等。[时珍曰] 茅有白茅、菅茅、黄茅、香茅、芭茅数种，叶皆相似。白茅短小，三四月开白花成穗，结细实。其根甚长，白软如筋而有节，味甘，俗呼丝茅，可以苫盖及供祭祀苞苴之用，本经所用茅根是也。其根干之，夜视有光，故腐则变为萤火。菅茅只生山上，似白茅而长，入秋抽茎，开花成穗如荻花，结实尖黑，长分许，粘衣刺人。其根短硬如细竹根，无节而微甘，亦可入药，功不及白茅，尔雅所谓白华野菅是也。黄茅似菅茅，而茎上开叶，茎下有白粉，根头有黄毛，根亦短而细硬无节，秋深开花重穗如菅，可为索绹，古名黄菅，别录所用菅根是也。香茅一名菁茅，一名琼茅，生湖南及江淮间，叶有三脊，其气香芬，可以包藉及缩酒，禹贡所谓荆州苞匦菁茅是也。芭茅丛生，叶大如蒲，长六七尺，有二种，即芒也。见后芒下。

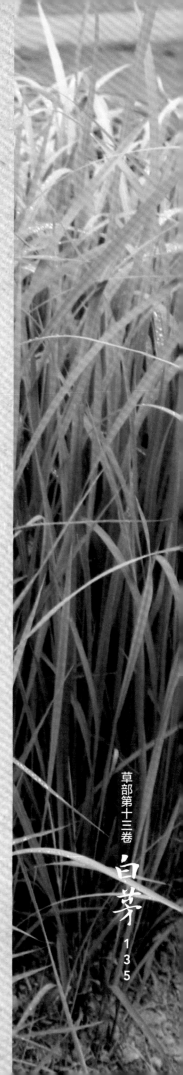

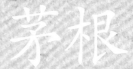

茅根

‖气味‖

甘，寒，无毒。

‖主治‖

劳伤虚羸，补中益气，除瘀血血闭寒热，利小便。本经。下五淋，除客热在肠胃，止渴坚筋，妇人崩中。久服利人。别录。主妇人月经不匀，通血脉淋沥。大明。止吐衄诸血，伤寒哕逆，肺热喘急，水肿黄疸，解酒毒。时珍。

‖发明‖

[弘景曰]茅根服食断谷甚良。俗方稀用，惟煎汁疗淋及崩中尔。[时珍曰]白茅根甘，能除伏热，利小便，故能止诸血哕逆喘急消渴，治黄疸水肿，乃良物也。世人因微而忽之，惟事苦寒之剂，致伤冲和之气，乌足知此哉。

‖附方‖

旧二，新一十三。**山中辟谷**凡辟难无人之境，取白茅根洗净，咀嚼，或石上晒焦捣末，水服方

▽白茅根药材

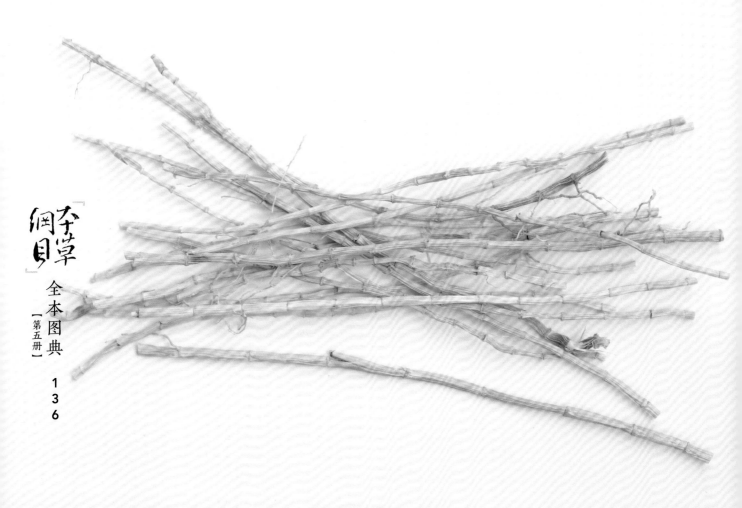

寸匕，可辟谷不饥。肘后方。**温病冷哕**因热甚饮水，成暴冷哕者。茅根切，枇杷叶拭去毛炙香，各半斤，水四升，煎二升，去滓，稍稍饮之。庞安常伤寒总病论。**温病热哕**乃伏热在胃，令人胸满则气逆，逆则哕，或大下，胃中虚冷，亦致哕也。茅根切，葛根切，各半斤，水三升，煎一升半。每温饮一盏，哕止即停。同上。**反胃上气**食入即吐。茅根、芦根二两，水四升，煮二升，顿服得下，良。圣济总录。**肺热气喘**生茅根一握，咬咀，水二盏，煎一盏，食后温服。甚者三服止，名如神汤。圣惠方。**虚后水肿**因饮水多，小便不利。用白茅根一大把，小豆三升，水三升，煮干，去茅食豆，水随小便下也。肘后方。**五种黄病**黄疸、谷疸、酒疸、女疸、劳疸也。黄汗者，乃大汗出入水所致，身体微肿，汗出如黄檗汁。用生茅根一把，细切，以猪肉一斤，合作羹食。肘后方。**解中酒毒**恐烂五脏。茅根汁，饮一升。千金方。**小便热淋**白茅根四升，水一斗五升，煮取五升，适冷暖饮之，日三服。肘后方。**小便出血**茅根煎汤，频饮为佳。谈野翁方。**劳伤溺血**茅根、干姜等分，入蜜一匙，水二钟，煎一钟，日一服。**鼻衄不止**茅根为末，米泔水服二钱。圣惠方。**吐血不止**千金翼用白茅根一握，水煎服之。妇人良方用根洗捣汁，日饮一合。**竹木入肉**白茅根烧末，猪脂和涂之。风入成肿者，亦良。肘后方。

▽白茅根饮片

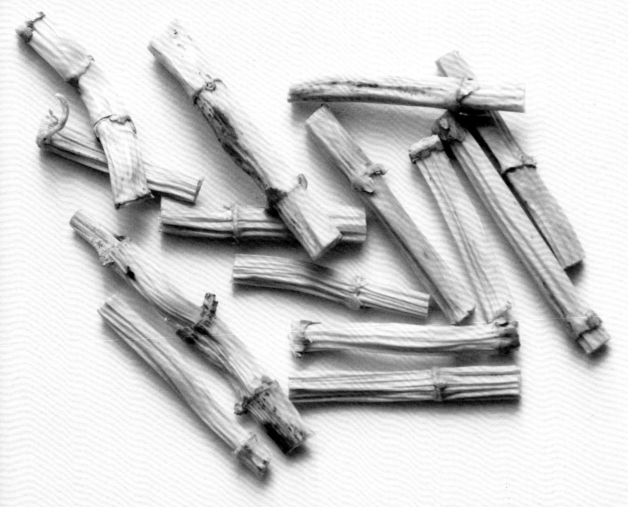

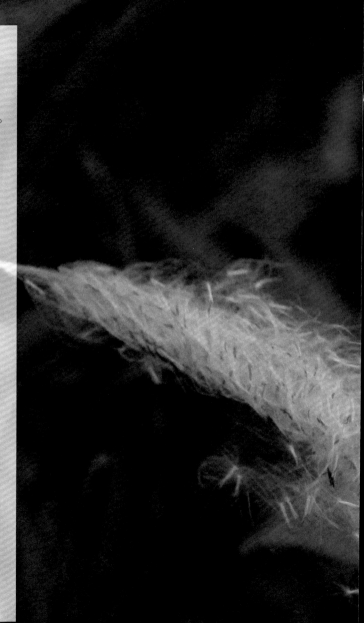

茅针

即初生苗也。拾遗。

‖ **气味** ‖

甘，平，无毒。[大明曰]凉。

‖ **主治** ‖

下水。别录。治消渴，能破血。甄
权。通小肠，治鼻衄及暴下血，水煮
服之。恶疮痈肿、软疖未溃者，以酒
煮服，一针一孔，二针二孔。生捣，
傅金疮止血。藏器。

花

‖ **气味** ‖

甘，温，无毒。

‖ **主治** ‖

煎饮，止吐血衄血，并塞鼻。又傅灸
疮不合。署刀箭金疮，止血并痛。
大明。

◁白茅

屋上败茅

‖气味‖

苦，平，无毒。

‖主治‖

卒吐血，剉三升，酒浸煮一升服。和酱汁研，傅斑疮及蚕啮疮。藏器。屋四角茅，主鼻洪。大明。

‖发明‖

[时珍曰] 按陈文中小儿方治痘疮溃烂，难靥不干。多年墙屋上烂茅，择洗焙干，为末掺之。此盖取其性寒而解毒，又多受雨露霜雪之气，兼能燥湿也。

‖附方‖

新三。**妇人阴痒**墙头烂茅、荆芥、牙皂等分，煎水频熏洗之。摘玄方。**大便闭塞**服药不通者。沧盐三钱，屋檐烂草节七个，为末。每用一钱，竹筒吹入肛内一寸即通，名提金散。圣济录。**卒中五尸**其状腹痛胀急，不得气息，上冲心胸，旁攻两胁，或魄礧涌起，或牵引腰脊，此乃身中尸鬼接引为害。取屋上四角茅，入铜器中，以三赤帛覆腹，着器布上，烧茅令热，随痛追逐，跖下痒即瘥也。肘后方。

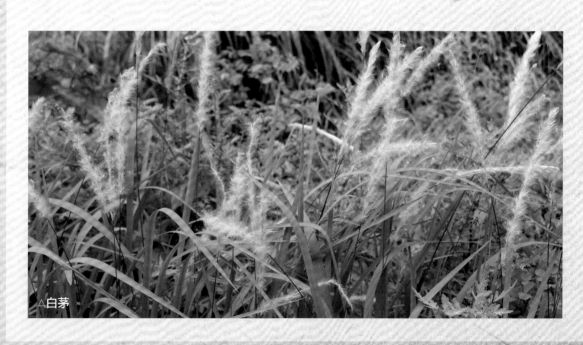

△白茅

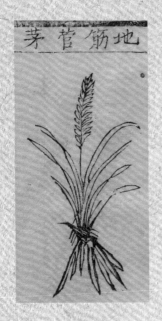

地筋菅茅

‖ 基原 ‖

据《纲目彩图》《纲目图鉴》《中国植物志》等综合分析考证，本品为禾本科植物黄茅 *Heteropogon contortus* (Linn.) Beauv.。分布于华中、华南、西南及陕西、浙江等地。

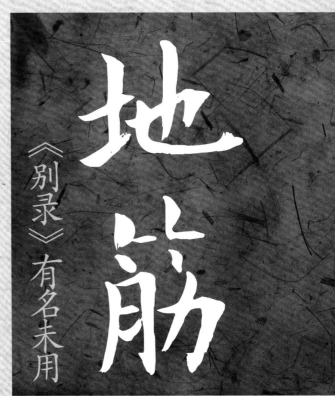

地筋

《别录》有名未用

‖ 释名 ‖

菅根 别录 土筋同。

‖ 集解 ‖

[别录曰] 地筋生泽中，根有毛，三月生，四月实白，三月三日采根。[弘景曰] 疑此即是白茅而小异也。[藏器曰] 地筋如地黄，根叶并相似，而细多毛，生平泽，功用亦同地黄，李邕方中用之。[时珍曰] 此乃黄菅茅之根也，功与白茅根相同，详见白茅下。陈藏器所说，别是一物，非菅根也。

‖ 气味 ‖

甘，平，无毒。

‖ 主治 ‖

益气止渴，除热在腹脐，利筋。别录。根、苗、花，功与白茅同。时珍。

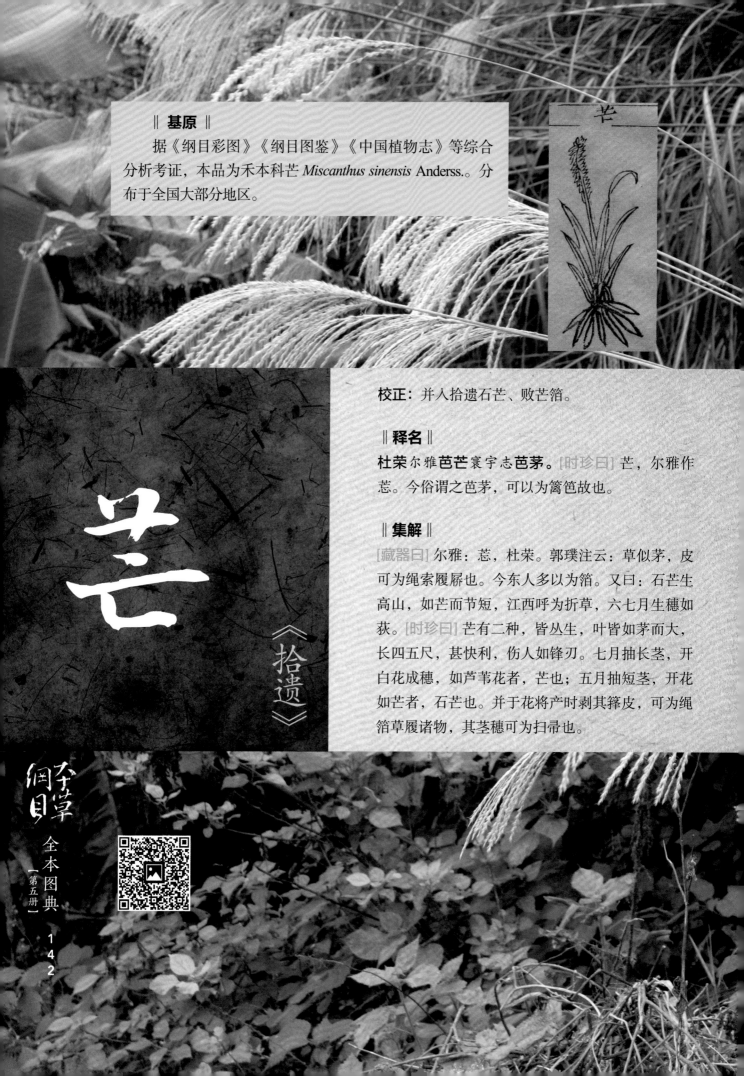

‖ **基原** ‖

据《纲目彩图》《纲目图鉴》《中国植物志》等综合分析考证，本品为禾本科芒 *Miscanthus sinensis* Anderss.。分布于全国大部分地区。

芒

校正：并入拾遗石芒、败芒箔。

‖ **释名** ‖

杜荣 尔雅 芭芒 寰宇志 芭茅。[时珍曰] 芒，尔雅作䒷。今俗谓之芭茅，可以为篱笆故也。

‖ **集解** ‖

[藏器曰] 尔雅：䒷，杜荣。郭璞注云：草似茅，皮可为绳索履屩也。今东人多以为箔。又曰：石芒生高山，如芒而节短，江西呼为折草，六七月生穗如荻。[时珍曰] 芒有二种，皆丛生，叶皆如茅而大，长四五尺，甚快利，伤人如锋刃。七月抽长茎，开白花成穗，如芦苇花者，芒也；五月抽短茎，开花如芒者，石芒也。并于花将产时剥其箨皮，可为绳箔草履诸物，其茎穗可为扫帚也。

芒

《拾遗》

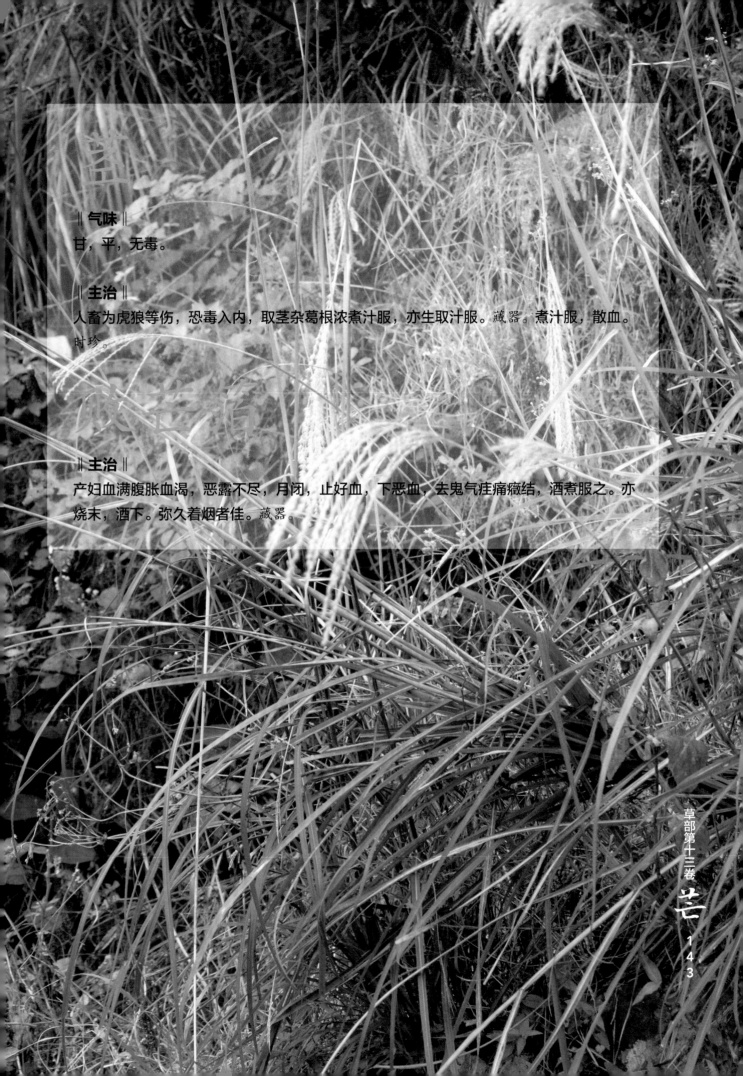

‖气味‖
甘，平，无毒。

‖主治‖
人畜为虎狼等伤，恐毒入内，取茎杂葛根浓煮汁服，亦生取汁服。藏器。煮汁服，散血。时珍。

‖主治‖
产妇血满腹胀血渴，恶露不尽，月闭，止好血，下恶血，去鬼气疰痛癥结，酒煮服之。亦烧末，酒下。弥久着烟者佳。藏器。

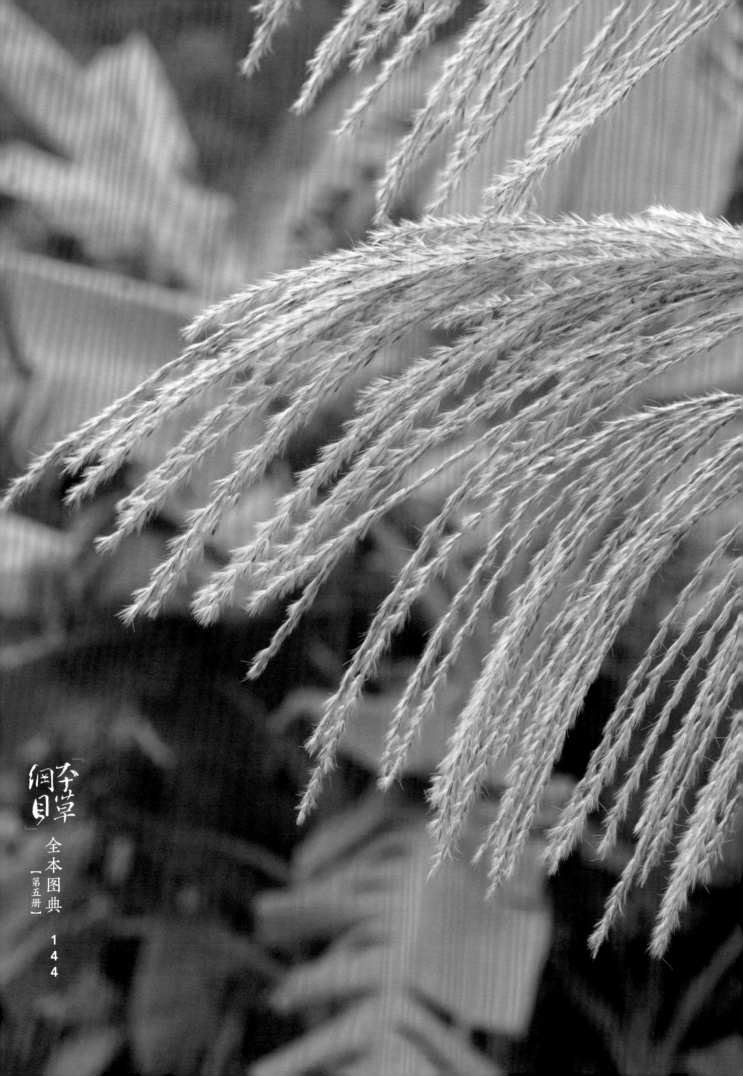

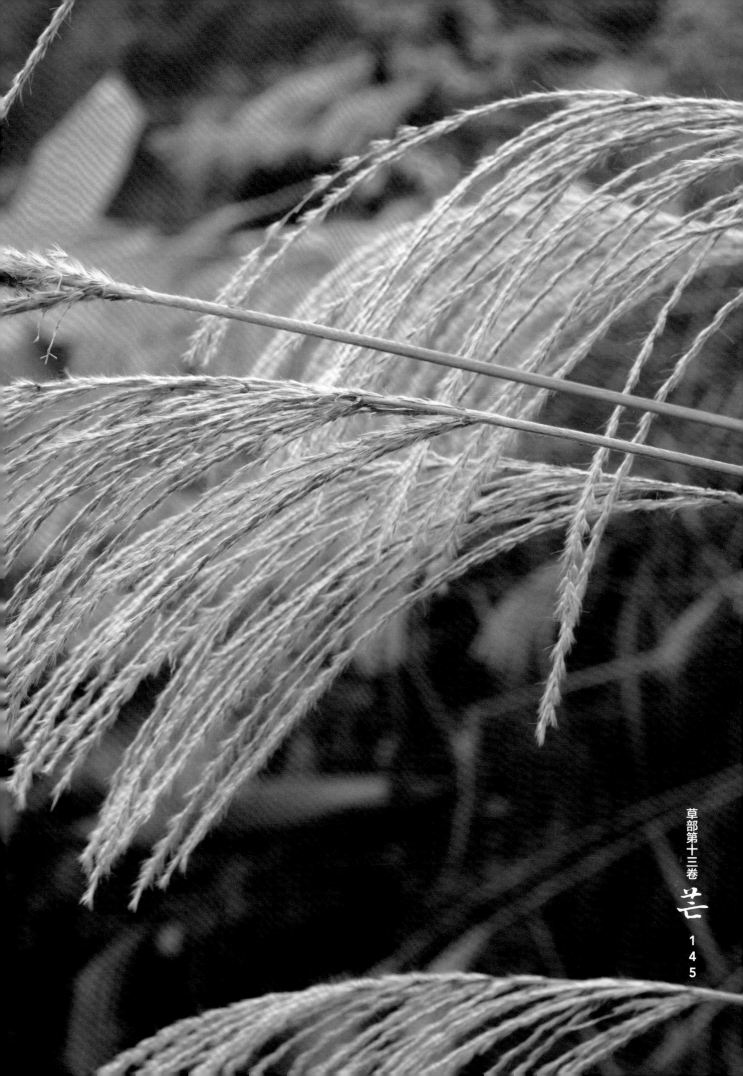

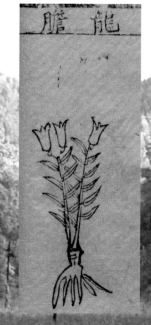

龍膽

据《纲目彩图》《纲目图鉴》《中药志》等综合分析考证，本品为龙胆科植物三花龙胆 *Gentiana triflora* Pall.、条叶龙胆 *G. manshuric* Kitag.、龙胆 *G. scabra* Bge. 等。条叶龙胆分布于东北、华北、华东、华中等地，龙胆分布于东北、华北、华东等地，三花龙胆分布于东北、华北等地。《药典》收载龙胆药材为龙胆科植物条叶龙胆、龙胆、三花龙胆或滇龙胆 *G. rigesceras* Franch. 的干燥根和根茎；前三种习称"龙胆"，后一种习称"坚龙胆"。春、秋二季采挖，洗净，干燥。

龙胆

《本经》中品

本草纲目
全本图典
[第五册]

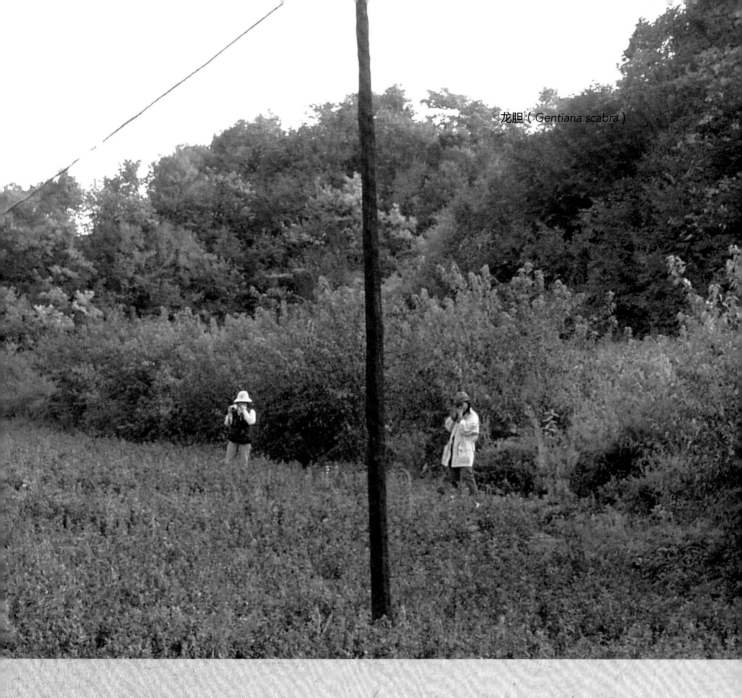
<龙胆（*Gentiana scabra*）

释名

陵游。[志曰]叶如龙葵，味苦如胆，因以为名。

集解

[别录曰]龙胆生齐朐山谷及冤句，二月、八月、十一月、十二月采根阴干。[弘景曰]今出近道，以吴兴者为胜。根状似牛膝，其味甚苦。[颂曰]宿根黄白色，下抽根十余条，类牛膝而短。直上生苗，高尺余。四月生叶如嫩蒜，细茎如小竹枝。七月开花，如牵牛花，作铃铎状，青碧色。冬后结子，苗便枯。俗呼草龙胆。又有山龙胆，味苦涩，其叶经霜雪不凋。山人用治四肢疼痛，与此同类而别种也。采无时候。

根

‖**修治**‖

[敩曰] 采得阴干。用时，铜刀切去须、土、头、子，剉细，甘草汤浸一宿，漉出，暴干用。

‖**气味**‖

苦、涩，大寒，无毒。[敩曰] 空腹饵之，令人溺不禁。[之才曰] 贯众、小豆为之使，恶地黄、防葵。

‖**主治**‖

骨间寒热，惊痫邪气，续绝伤，定五脏，杀蛊毒。本经。除胃中伏热，时气温热，热泄下痢，去肠中小虫，益肝胆气，止惊惕。久服益智不忘，轻身耐老。别录。治小儿壮热骨热，惊痫入心，时疾热黄，痈肿口干。甄权。客忤疳气，热狂，明目止烦，治疮疥。大明。去目中黄及睛赤肿胀，瘀肉高起，

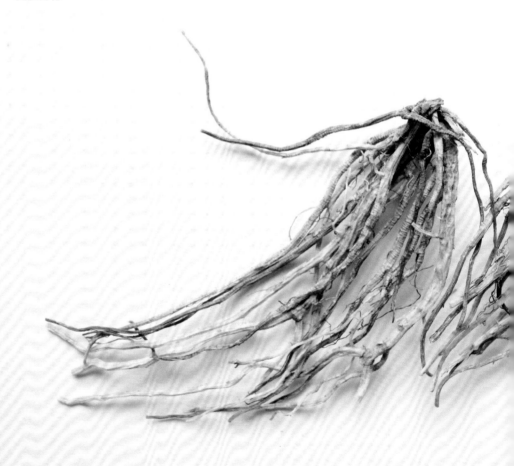

▷龙胆药材

痛不可忍。元素。退肝经邪热，除下焦湿热之肿，泻膀胱火。李杲。疗咽喉痛，风热盗汗。时珍。

‖发明‖

[元素曰] 龙胆味苦性寒，气味俱厚，沉而降，阴也，足厥阴、少阳经气分药也。其用有四：除下部风湿，一也；及湿热，二也；脐下至足肿痛，三也；寒湿脚气，四也。下行之功与防己同，酒浸则能上行，外行以柴胡为主，龙胆为使，治眼中疾必用之药。[好古曰] 益肝胆之气而泄火。[时珍曰] 相火寄在肝胆，有泻无补，故龙胆之益肝胆之气，正以其能泻肝胆之邪热也。但大苦大寒，过服恐伤胃中生发之气，反助火邪，亦久服黄连反从火化之义。别录久服轻身之说，恐不足信。

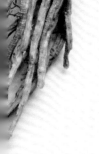

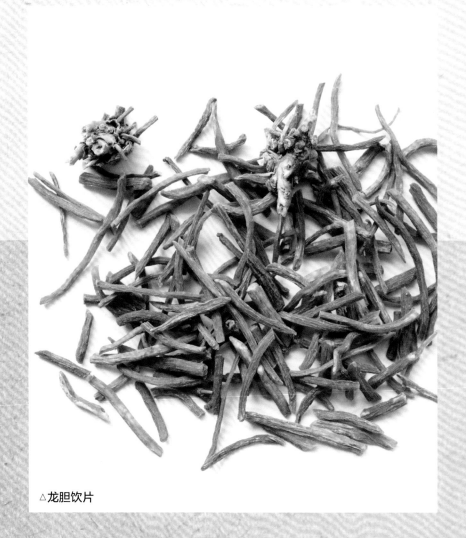

△龙胆饮片

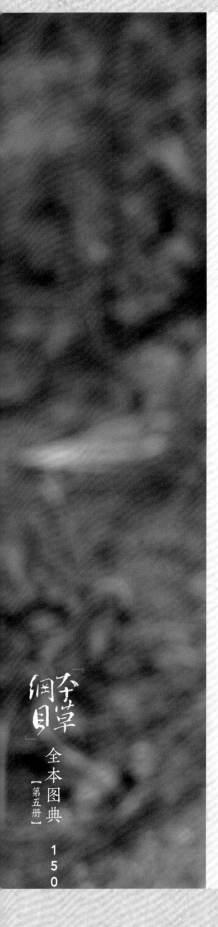
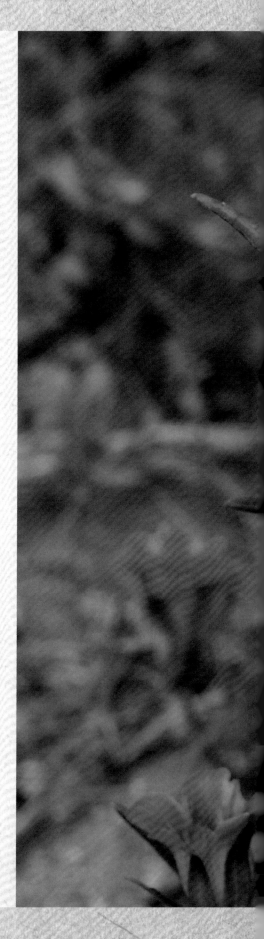

‖ 附方 ‖

旧四，新六。**伤寒发狂**草龙胆为末，入鸡子清、白蜜，化凉水服二钱。伤寒蕴要。**四肢疼痛**山龙胆根细切，用生姜自然汁浸一宿，去其性，焙干捣末，水煎一钱匕，温服之。此与龙胆同类别种，经霜不凋。苏颂图经本草。**谷疸劳疸**谷疸因食而得，劳疸因劳而得。用龙胆一两，苦参三两，为末，牛胆汁和丸梧子大。先食以麦饮服五丸，日三服，不知稍增。劳疸加龙胆一两，栀子仁三七枚，以猪胆和丸。删繁方。**一切盗汗**妇人、小儿一切盗汗，又治伤寒后盗汗不止。龙胆草研末，每服一钱，猪胆汁三两点，入温酒少许调服。杨氏家藏方。**小儿盗汗**身热。龙胆草、防风各等分，为末。每服一钱，米饮调下。亦可丸服，及水煎服。婴童百问。**咽喉热痛**龙胆擂水服之。集简方。**暑行目涩**生龙胆捣汁一合，黄连浸汁一匙，和点之。危氏得效方。**眼中漏脓**龙胆草、当归等分，为末。每服二钱，温水下。鸿飞集。**蛔虫攻心**刺痛，吐清水。龙胆一两，去头锉，水二盏，煮一盏，隔宿勿食，平旦顿服之。圣惠方。**卒然尿血**不止。龙胆一虎口，水五升，煮取二升半，分为五服。姚僧坦集验方。

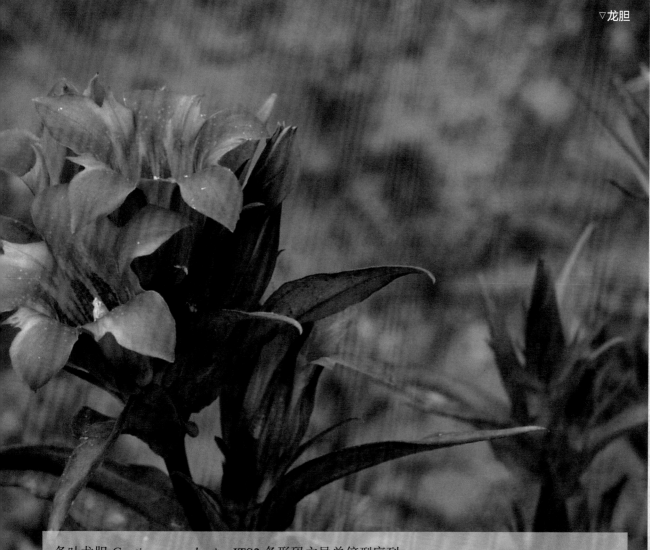

条叶龙胆 *Gentiana manshurica* ITS2 条形码主导单倍型序列：

```
1   CGCATCGCGT CGCCCCCCCA ACACCGTGCA TGAAACATTG CCGGTTGTCA GAGGGGCGGA TATTGGCTTC CCGTGCTTCG
81  GTGCGGCTGG CCTAAATGCA AGTCCCTTGC GACGGACACG ACGACAAGTG GTGGTTGATT GCCTCAACTA AGGTGCTGTC
161 GCGCGTTGCC CCGTCGGATG AGGAGACTTT CATGACCCTA ATGCACGTGT CGTCACGACG CCTGCCACGA CCG
```

龙胆 *Gentiana scabra* ITS2 条形码主导单倍型序列：

```
1   CGCATCGCGT CGCCCCCCCA ACACCGTGCA TGAAACATTG CCGGTTGTCA GAGGGGCGGA TATTGGCTTC CCGTGCTTCG
81  GTGCGGCTGG CCTAAATGCA AGTCCCTTGC GACGGACACG ACGACAAGTG GTGGTTGATT GCCTCAACTA AGGTGCTGTC
161 GCGCGTTGCC CCGTCGGATG AGGAGACTTT CATGACCCTA ATGCACGTGT CGTCACGACG CCTGCCACGA CCG
```

三花龙胆 *Gentiana triflora* ITS2 条形码主导单倍型序列：

```
1   CGCATCGCGT CGCCCCCCCA ACACCGTGCA TGAAACATTG CCGGTTGTCA GAGGGGCGGA TATTGGCTTC CCGTGCTTCG
81  GTGCGGCTGG CCTAAATGCA AGTCCCTTGC GACGGACACG ACGACAAGTG GTGGTTGATT GCCTCAACTA AGGTGCTGTC
161 GCGCGTTGCC CCGTCGGATG AGGAGACTTT CATGACCCTA ATGCACGTGT CGTCACGACG CCTGCCACGA CCG
```

滇龙胆 *Gentiana rigescens* ITS2 条形码主导单倍型序列：

```
1   CGCATCGCGT CGCCCCCCCA ACACTTTGCA TGATACCGTG CACGGTTGTC GGAGGGACGG ATATTGGCTT CCCGTGCTTC
81  GGTGCGGCTG GCCTAAACGC AAGTCCCTTG CGACGGACAC GACGACAAGT GGTGGTTGAT TTGATCAACT AAGGTGCTGT
161 CGCACGTTGC CCCGTCGGAT GAGGAGACTT CCTTGACCCT AACGCATGCG TCGTCACGAC GTGTGCCACG ACCG
```

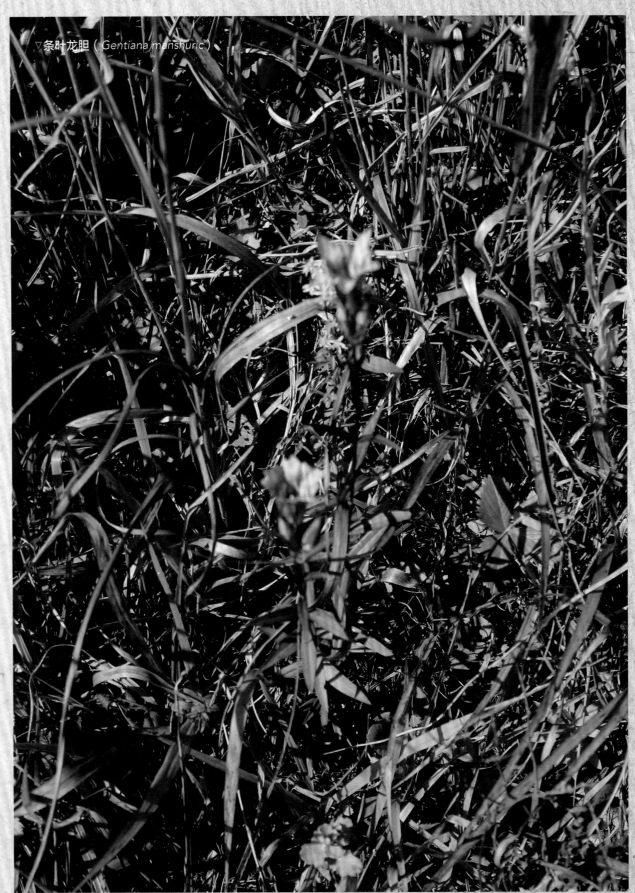

▽条叶龙胆（*Gentiana manshuric*）

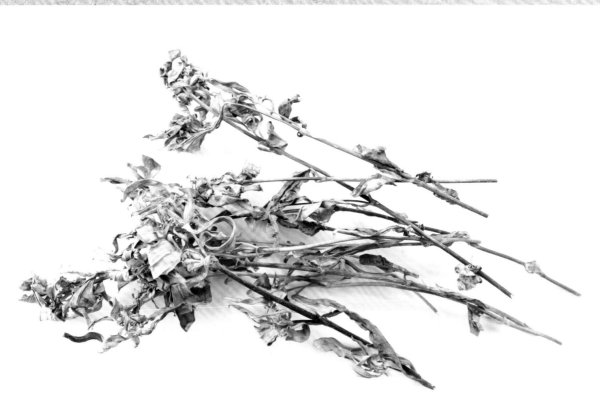

△滇龙胆（*Gentiana rigesceras*）

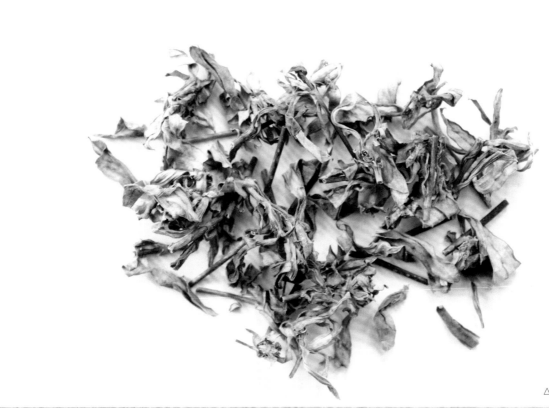

△滇龙胆饮片

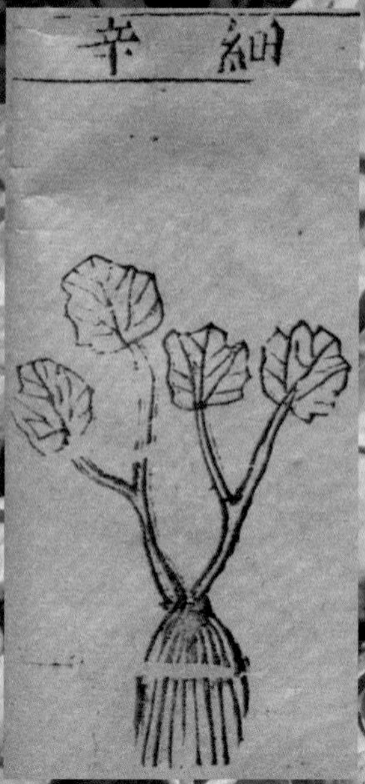

‖ 基原 ‖

据《纲目图鉴》《纲目彩图》《中华本草》等综合分析考证，本品为马兜铃科华细辛 *Asarum sieboldii* Miq. 的全草。《纲目彩图》《中华本草》认为还包括同属植物北细辛 *A. heterotropoides* Fr. Schmidt var.*mandshuricum* Maxim. Kitag.、汉城细辛 *A. sieboldii* Miq.var.*seoulense* Nakai 等。华细辛分布于华中、华东、西南等地；北细辛分布于东北及陕西、山西、河南等地；汉城细辛分布于辽宁等地。《药典》收载细辛药材为马兜铃科植物北细辛、汉城细辛或华细辛的干燥根和根茎；前二种习称"辽细辛"。夏季果熟期或初秋采挖，除净地上部分和泥沙，阴干。

细辛

《本经》上品

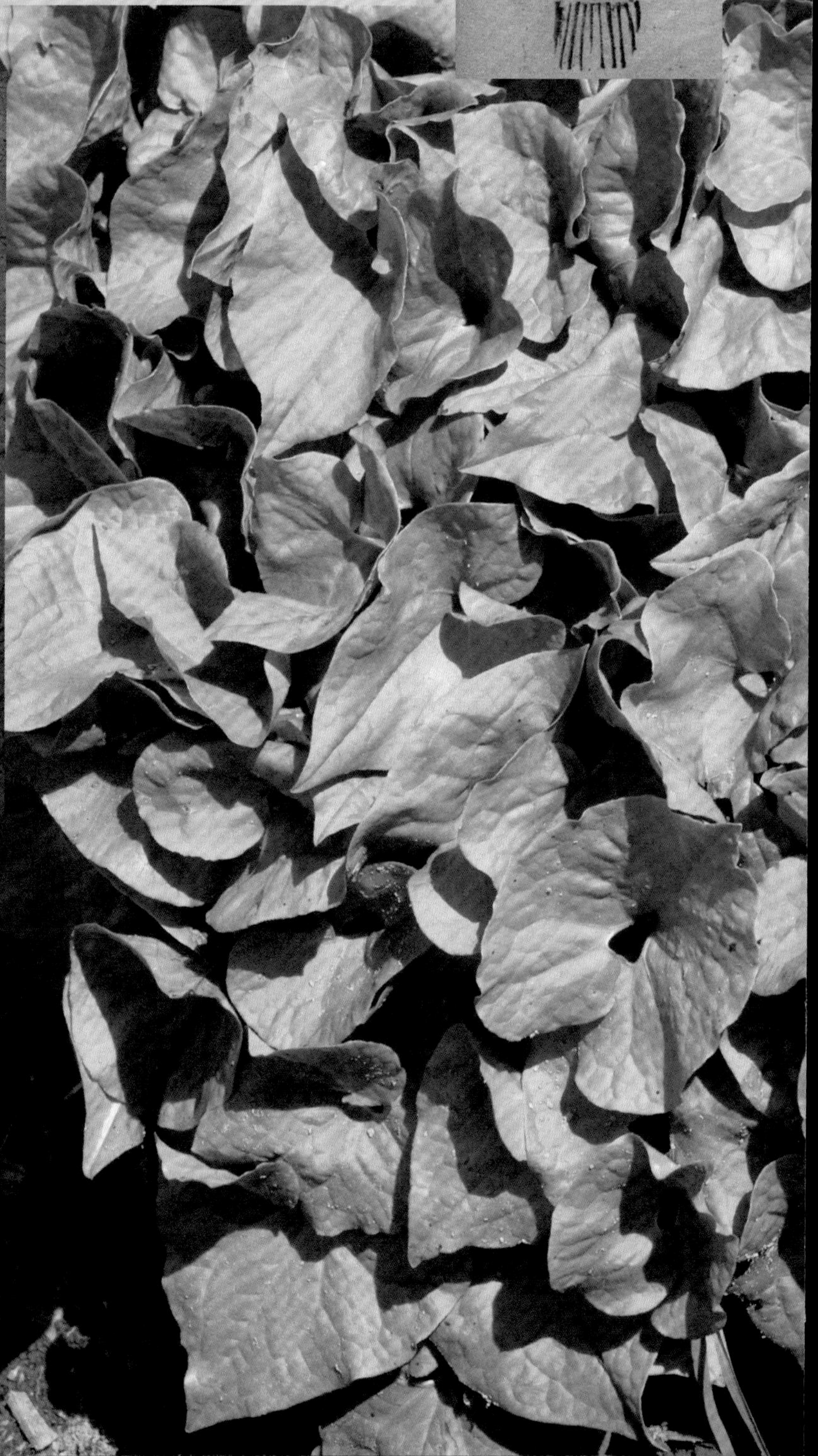

▷细辛的原植物

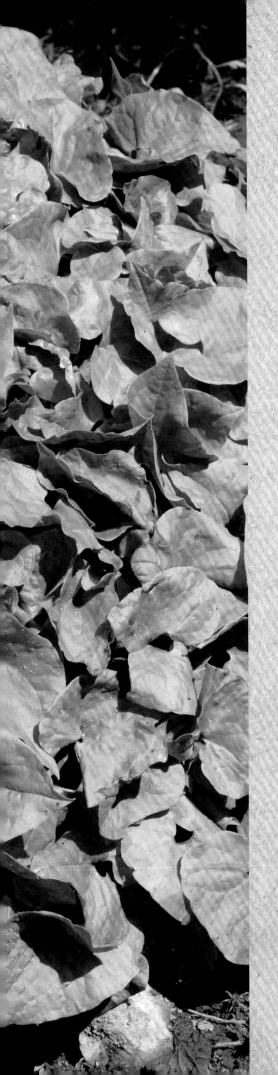

‖释名‖

小辛本经**少辛**。[颂曰] 华州真细辛，根细而味极辛，故名之曰细辛。[时珍曰] 小辛、少辛，皆此义也。按山海经云，浮戏之山多少辛。管子云，五沃之土，群药生少辛，是矣。

‖集解‖

[别录曰] 细辛生华阴山谷，二月、八月采根阴干。[弘景曰] 今用东阳临海者，形段乃好，而辛烈不及华阴、高丽者。用之去其头节。[当之曰] 细辛如葵赤黑，一根一叶相连。[颂曰] 今处处有之，皆不及华阴者为真，其根细而极辛。今人多以杜衡为之。杜衡根似饭帚密闹，细长四五寸，微黄白色，江淮呼为马蹄香，不可误用。[宗奭曰] 细辛叶如葵，赤黑色，非此则杜衡也。杜衡叶如马蹄之下，故俗名马蹄香。盖根似白前，又似细辛。按沈括梦溪笔谈云：细辛出华山，极细而直，柔韧，深紫色，味极辛，嚼之习习如椒而更甚于椒。本草云，细辛水渍令直，是以杜衡伪为之也。东南所用细辛，皆杜衡也。杜衡黄白色，拳曲而脆，干则作团，又谓之马蹄。襄汉间又有一种细辛，极细而直，色黄白，乃是鬼督邮，亦非细辛也。[时珍曰] 博物志言杜衡乱细辛，自古已然矣。沈氏所说甚详。大抵能乱细辛者，不止杜衡，皆当以根苗色味细辨之。叶似小葵，柔茎细根，直而色紫，味极辛者，细辛也。叶似马蹄，茎微粗，根曲而黄白色，味亦辛者，杜衡也。一茎直上，茎端生叶如伞，根似细辛，微粗直而黄白色，味辛微苦者，鬼督邮也。似鬼督邮而色黑者，及已也。叶似小桑，根似细辛，微粗长而黄色，味辛而有臊气者，徐长卿也。叶似柳而根似细辛，粗长黄白色而味苦者，白微也。似白微而白直味甘者，白前也。

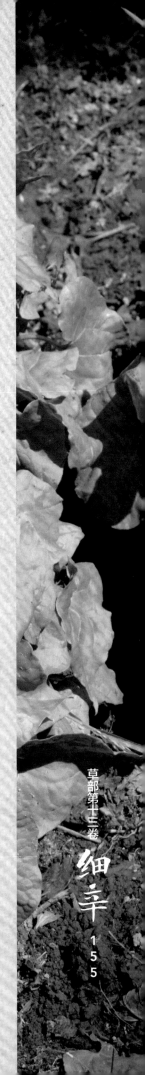

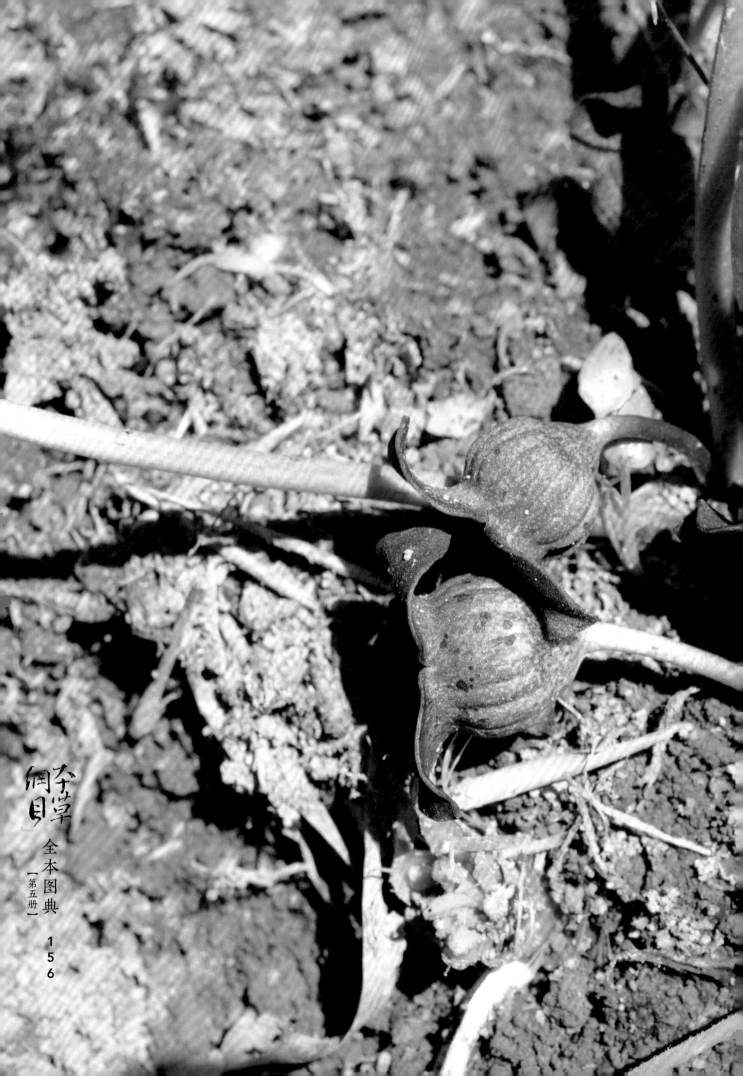

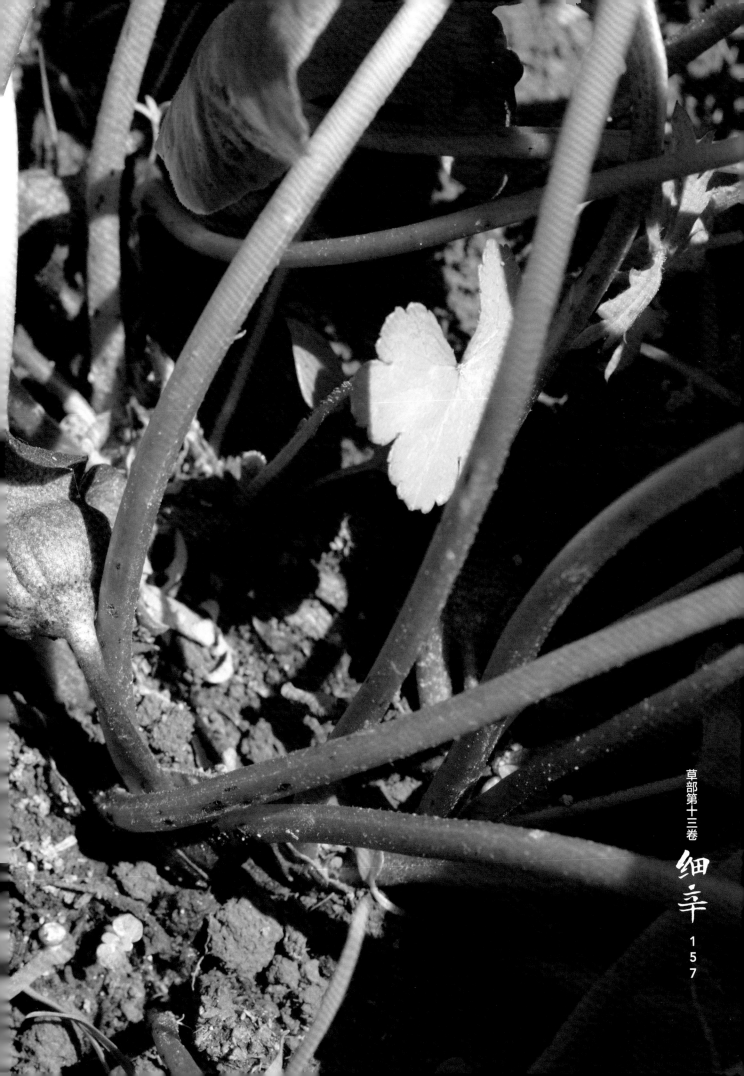

根

‖修治‖

[敩曰] 凡使细辛，切去头、子，以瓜水浸一宿，暴干用。须拣去双叶者，服之害人。

‖气味‖

辛，温，无毒。[普曰] 神农、黄帝、雷公、桐君：小温。岐伯：无毒。李当之：小寒。[权曰] 苦、辛。[之才曰] 曾青、枣根为之使。得当归、芍药、白芷、芎藭、牡丹、藁本、甘草，共疗妇人。得决明、鲤鱼胆、青羊肝，共疗目痛。恶黄芪、狼毒、山茱萸。忌生菜、狸肉。畏消石、滑石。反藜芦。

‖主治‖

咳逆上气，头痛脑动，百节拘挛，风湿痹痛死肌。久服明目利九窍，轻身长年。本经。温中下气，破痰利水道，开胸中滞结，除喉痹齆鼻不闻香臭，风痫癫疾，下乳结，汗不出，血不行，安五脏，益肝胆，通精气。别录。添胆气，治嗽，去皮风湿痒，风眼泪下，除齿痛，血闭，妇人血沥腰痛。甄权。含之，去口臭。弘景。润肝燥，治督脉为病，脊强而厥。好古。治口舌生疮，大便燥结，起目中倒睫。时珍。

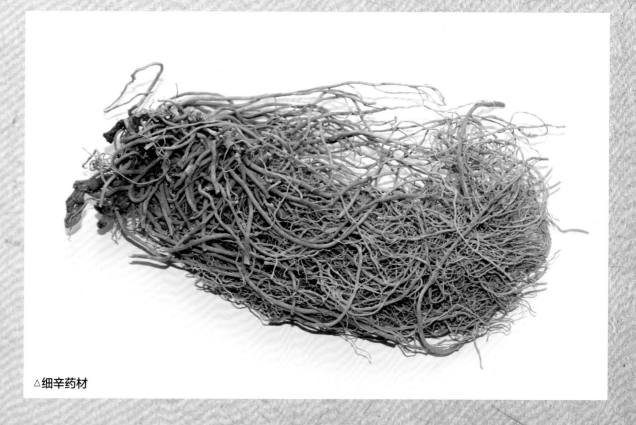

△细辛药材

‖ 发明 ‖

[宗奭曰] 治头面风痛，不可缺此。[元素曰] 细辛气温，味大辛，气厚于味，阳也，升也，入足厥阴、少阴血分，为手少阴引经之药。香味俱细，故入少阴，与独活相类。以独活为使，治少阴头痛如神。亦止诸阳头痛，诸风通用之。味辛而热，温少阴之经，散水气以去内寒。[成无己曰] 水停心下不行，则肾气燥，宜辛以润之。细辛之辛，以行水气而润燥。[杲曰] 胆气不足，细辛补之。又治邪气自里之表，故仲景少阴证，用麻黄附子细辛汤。[时珍曰] 气之厚者能发热，阳中之阳也。辛温能散，故诸风寒风湿头痛痰饮胸中滞气惊痫者，宜用之。口疮喉痹䘌齿诸病用之者，取其能散浮热，亦火郁则发之之义也。辛能泄肺，故风寒咳嗽上气者，宜用之。辛能补肝，故胆气不足，惊痫眼目诸病，宜用之。辛能润燥，故通少阴及耳窍，便涩者宜用之。[承曰] 细辛非华阴者不得为真。若单用末，不可过一钱。多则气闷塞不通者死，虽死无伤。近年开平狱中尝治此，不可不记。非本有毒，但有识多寡耳。

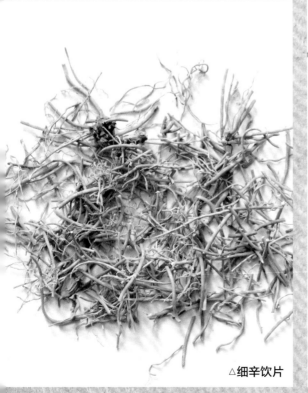

△细辛饮片

▽细辛（全草）

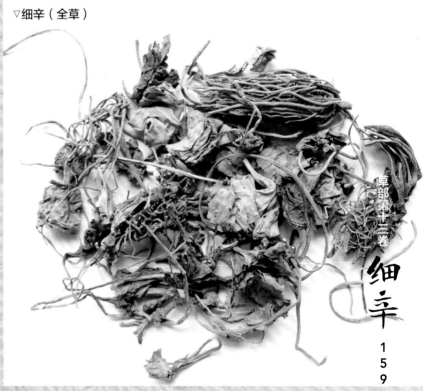

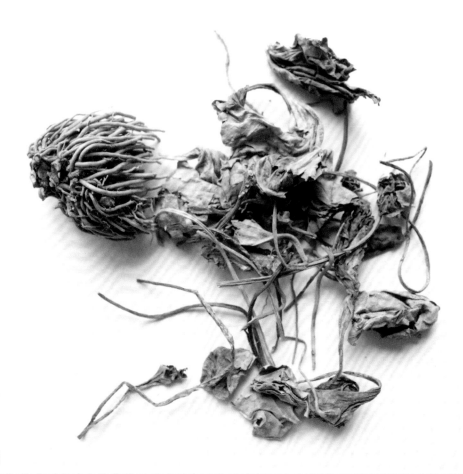

△细辛（全草）

‖附方‖

旧二，新六。**暗风卒倒不省人事**。细辛末，吹入鼻中。危氏得效方。**虚寒呕哕**饮食不下。细辛去叶半两，丁香二钱半，为末。每服一钱，柿蒂汤下。**小儿客忤**口不能言。细辛、桂心末等分，以少许内口中。外台秘要。**小儿口疮**细辛末，醋调，贴脐上。卫生家宝方。**口舌生疮**细辛、黄连等分，为末掺之，漱涎甚效，名兼金散。一方用细辛、黄檗。三因方。**口疮蜃齿肿痛**。细辛煮浓汁，热含冷吐，取瘥。圣惠方。**鼻中息肉**细辛末，时时吹之。圣惠方。**诸般耳聋**细辛末，溶黄蜡丸鼠屎大，绵裹一丸塞之，一二次即愈。须戒怒气，名聪耳丸。龚氏经验方。

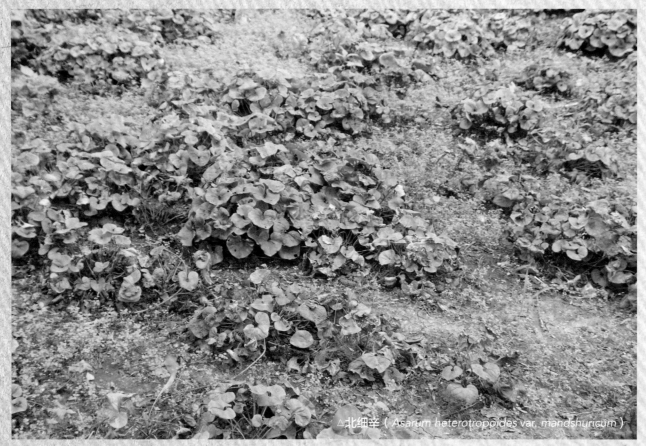

△北细辛（ *Asarum heterotropoides var. mandshuricum* ）

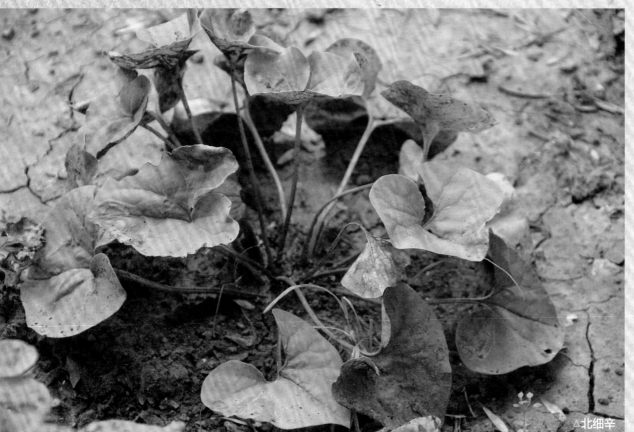

△北细辛

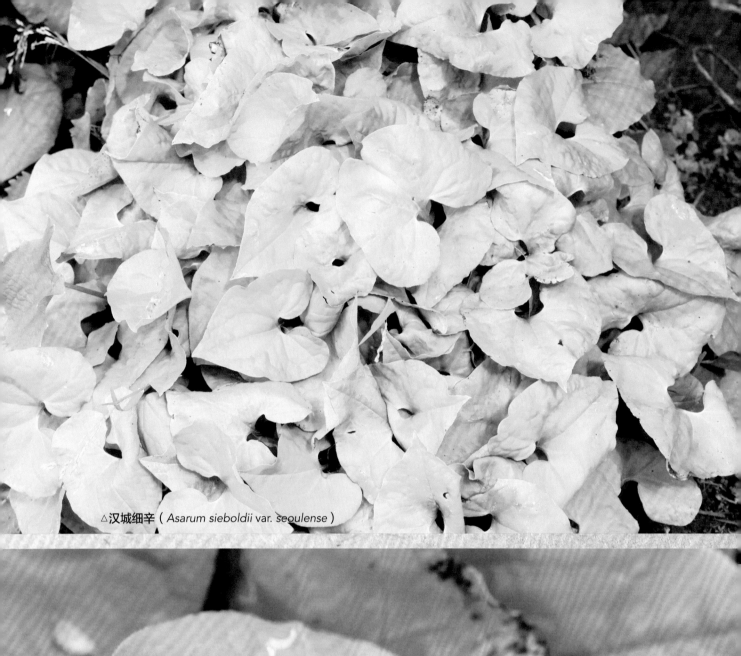

△汉城细辛（*Asarum sieboldii var. seoulense*）

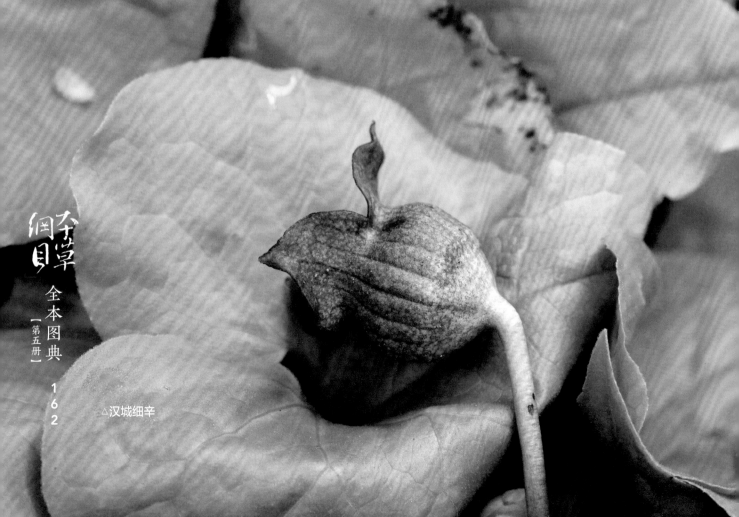

△汉城细辛

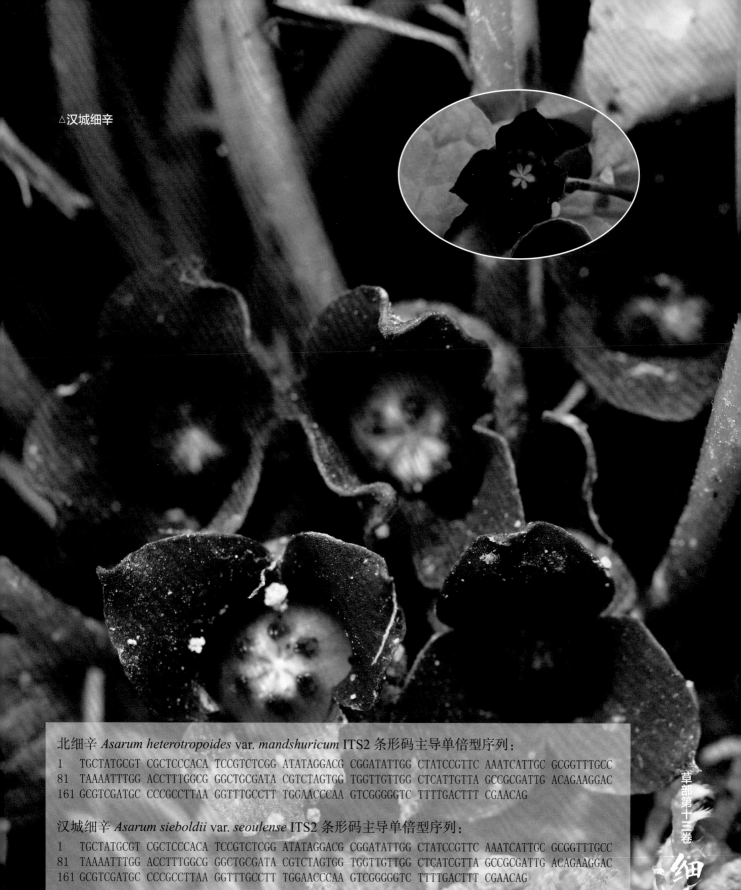

△汉城细辛

北细辛 *Asarum heterotropoides* var. *mandshuricum* ITS2 条形码主导单倍型序列：

1　TGCTATGCGT CGCTCCCACA TCCGTCTCGG ATATAGGACG CGGATATTGG CTATCCGTTC AAATCATTGC GCGGTTTGCC
81　TAAAATTTGG ACCTTTGGCG GGCTGCGATA CGTCTAGTGG TGGTTGTTGG CTCATTGTTA GCCGCGATTG ACAGAAGGAC
161　GCGTCGATGC CCCGCCTTAA GGTTTGCCTT TGGAACCCAA GTCGGGGGTC TTTTGACTTT CGAACAG

汉城细辛 *Asarum sieboldii* var. *seoulense* ITS2 条形码主导单倍型序列：

1　TGCTATGCGT CGCTCCCACA TCCGTCTCGG ATATAGGACG CGGATATTGG CTATCCGTTC AAATCATTGC GCGGTTTGCC
81　TAAAATTTGG ACCTTTGGCG GGCTGCGATA CGTCTAGTGG TGGTTGTTGG CTCATTGTTA GCCGCGATTG ACAGAAGGAC
161　GCGTCGATGC CCCGCCTTAA GGTTTGCCTT TGGAACCCAA GTCGGGGGTC TTTTGACTTT CGAACAG

华细辛 *Asarum sieboldii* ITS2 条形码主导单倍型序列：

1　TGCTATGCGT CGCTCCCACA TCCGTCTCGG ATATAGGACG CGGATATTGG CTATCCGTTC AAATCATTGC GCGGTTTGCC
81　TAAAATTTGG ACCTTTGGCG GGCTGCGATA CGTCTAGTGG TGGTTGTTGG CTCATTGTTA GCCGCGATTG ACAGAAGGAC
161　GCGTCGATGC CCCGCCTTAA GGTTTGCCTT TGGAACCCAA GTCGGGGGTC TTTTGACTTT CGAACAG

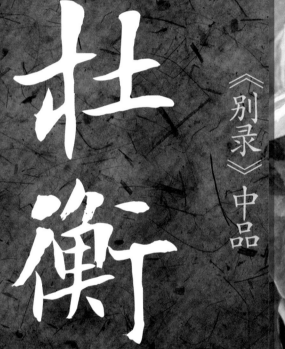

‖ 基原 ‖
据《纲目图鉴》《纲目彩图》《中国植物志》等综合分析考证，本品为马兜铃科植物杜衡 *Asarum forbesii* Maxim.。分布于江苏、安徽、浙江、江西、湖南、四川等地。

杜衡

《别录》中品

▷杜衡（*Asarum forbesii*）

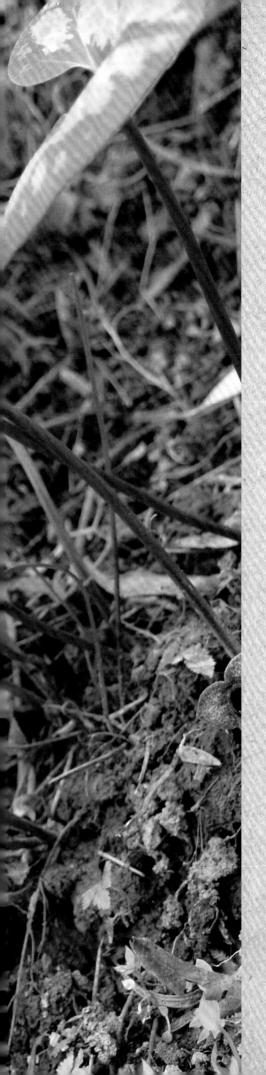

‖ 释名 ‖

杜葵纲目 **马蹄香**唐本 **土卤**尔雅 **土细辛**纲目。[恭曰] 杜衡叶似葵，形似马蹄，故俗名马蹄香。[颂曰] 尔雅杜又名土卤，然杜若亦名杜衡，或疑是杜若，而郭璞注云，似葵，当是杜衡也。

‖ 集解 ‖

[别录曰] 杜衡生山谷，三月三日采根，熟洗暴干。[弘景曰] 根叶都似细辛，惟气小异尔。处处有之。方药少用，惟道家服之。令人身衣香。[恭曰] 生山之阴，水泽下湿地。叶似葵，形如马蹄。根似细辛、白前等。今俗以及己代之，谬矣。及己独茎，茎端四叶，叶间白花，殊无芳气。有毒，服之令人吐，惟疗疮疥，不可乱杜衡也。[颂曰] 今江淮间皆有之。春初于宿根上生苗，叶似马蹄下状，高二三寸，茎如麦蒿粗细，每窠上有五七叶，或八九叶，别无枝蔓。又于茎叶间罅内芦头上贴地生紫花，其花似见不见，暗结实如豆大，窠内有碎子，似天仙子。苗叶俱青，经霜即枯，其根成空，有似饭帚密闹，细长四五寸，粗于细辛，微黄白色，味辛，江淮俗呼为马蹄香。谨按山海经云：天帝之山有草焉。状如葵，其臭如蘼芜，名曰杜衡。可以走马，食之已瘿。郭璞注云：带之可以走马。或曰：马得之而健走也。[宗奭曰] 杜衡用根似细辛，但根色白，叶如马蹄之下。市人往往以乱细辛，将二物相对，便见真伪。况细辛惟出华州者良。杜衡色黄，拳局而脆，干则作团。详细辛下。[时珍曰] 按土宿本草云：杜细辛，叶圆如马蹄，紫背者良，江南、荆、湖、川、陕、闽、广俱有之。取自然汁，可伏硫、砒，制汞。

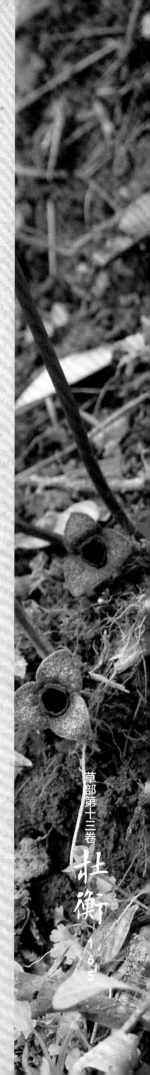

根

‖气味‖

辛，温，无毒。

‖主治‖

风寒咳逆。作浴汤，香人衣体。别录。止气奔喘促，消痰饮，破留血，项间瘿瘤之疾。甄权。下气杀虫。时珍。

‖发明‖

[时珍曰] 古方吐药往往用杜衡者，非杜衡也，乃及己也。及己似细辛而有毒，吐人。昔人多以及己当杜衡，杜衡当细辛，故尔错误也。杜衡则无毒，不吐人，功虽不及细辛，而亦能散风寒，下气消痰，行水破血也。

‖附方‖

新六。**风寒头痛**伤风伤寒，头痛发热，初觉者。马蹄香为末，每服一钱，热酒调下，少顷饮热茶一碗，催之出汗即愈，名香汗散。王英杏林摘要。**饮水停滞**大热行极，及食热饼后，饮冷水过多不消，停滞在胸不利，呼吸喘息者。杜衡三分，瓜蒂二分，人参一分，为末。汤服一钱，日二服，取吐为度。肘后方。**痰气哮喘**马蹄香焙研，每服二三钱，正发时淡醋调下，少顷吐出痰涎为验。普济方。**噎食膈气**马蹄香四两，为末，好酒三升，熬膏。每服二匙，好酒调下，日三服。孙氏集效方。**吐血瘀聚**凡吐血后，心中不闷者必止；若烦躁闷乱刺胀者，尚有瘀血在胃，宜吐之。方同饮水停滞。**喉闭肿痛**草药金锁匙，即马蹄草，以根捣，井华水调下即效。救急方。

‖附录‖

木细辛 [藏器曰] 味苦，温，有毒。主腹内结聚癥瘕，大便不利，推陈去恶，破冷气。未可轻服，令人利下至困。生终南山，冬月不凋，苗如大戟，根似细辛。

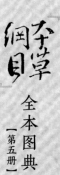

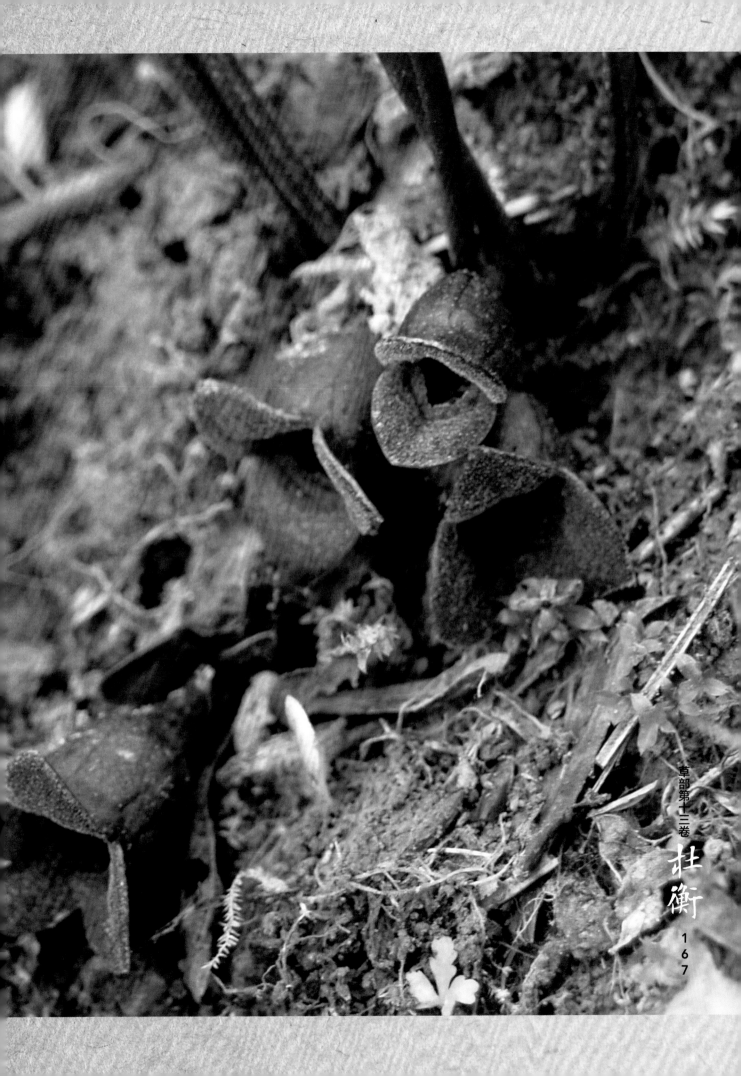

及己

《别录》下品

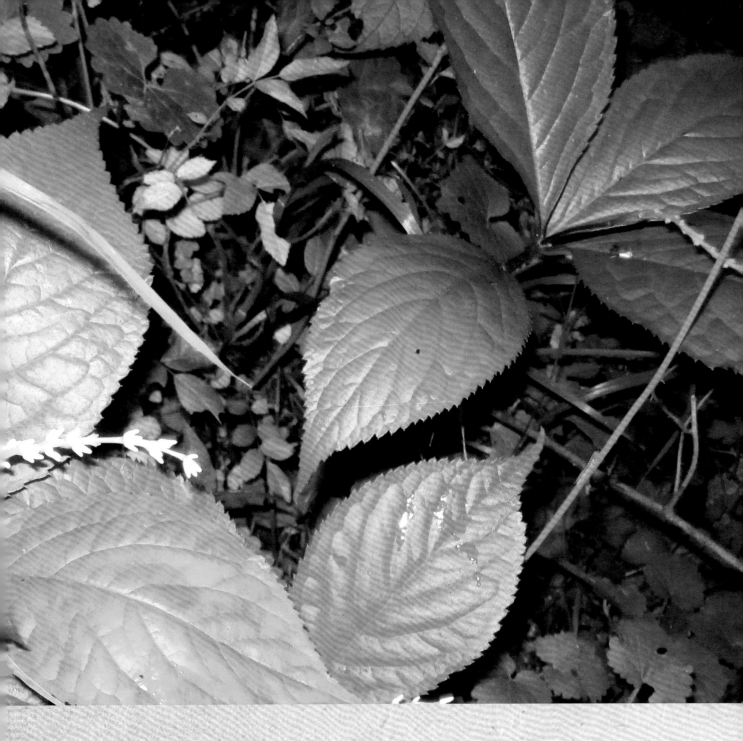

‖释名‖

獐耳细辛。[时珍曰] 及己名义未详。二月生苗，先开白花，后方生叶三片，状如獐耳，根如细辛，故名獐耳细辛。

‖集解‖

[恭曰] 及己生山谷阴虚软地。其草一茎，茎头四叶，隙着白花。根似细辛而黑，有毒。今人以当杜衡，非也。二月采根，日干。

◁及己（*Chloranthus serratus*）

根

‖ **气味** ‖

苦，平，有毒。[恭曰] 入口使人吐血。

‖ **主治** ‖

诸恶疮疥痂瘘蚀，及牛马诸疮。唐本。头疮白秃风瘙，皮肤虫痒，可煎汁浸并傅之。大明。杀虫。时珍。

‖ **发明** ‖

[弘景曰] 今人以合疮疥膏，甚验。[时珍曰] 今人不知及己，往往以当杜衡，却以杜衡当细辛，故杜衡诸方多是及己也。辩见细辛、杜衡二条。

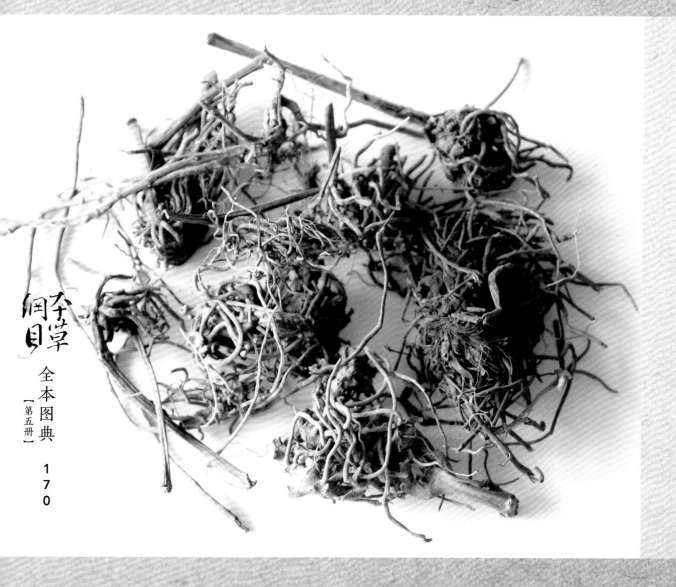

新一。**头疮白秃**獐耳细辛，其味香辣，为末，以
槿木煎油调搽。活幼全书。

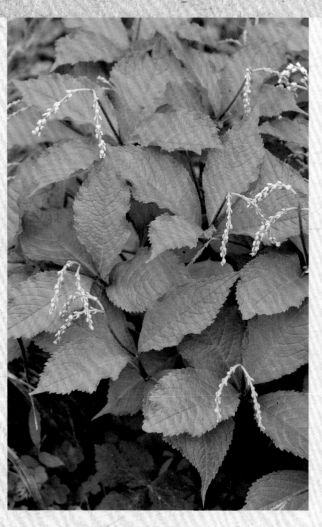

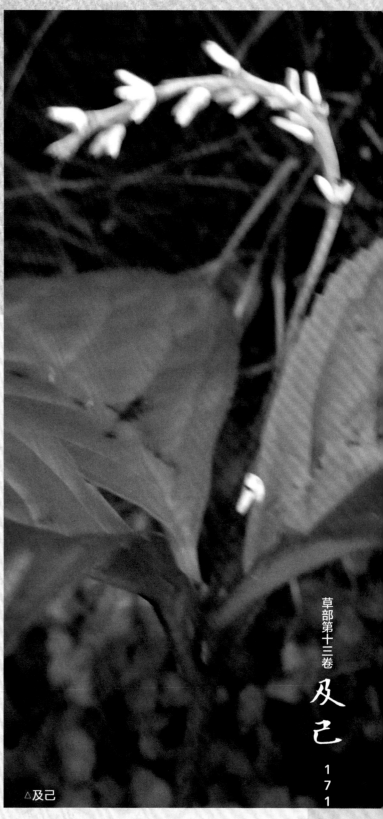

△及己

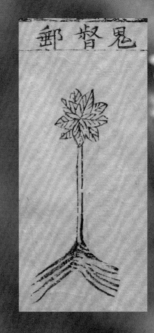

邬督鬼

‖ 基原 ‖

据《纲目图鉴》《纲目彩图》《中国植物志》等综合分析考证，本品为金粟兰科植物银线草 Chloranthus japonicus Sieb.。分布于东北、华北、华东、中南等地。

鬼督邮

《唐本草》

本草纲目

全本图典

[第五册]

172

‖ 释名 ‖

独摇草唐本。[时珍曰] 此草独茎而叶攒其端，无风自动，故曰鬼独摇草，后人讹为鬼督邮尔。因其专主鬼病，犹司鬼之督邮也。古者传舍有督邮之官主之。徐长卿、赤箭皆治鬼病，故并有鬼督邮之名，名同而物异。

‖ 集解 ‖

[恭曰] 鬼督邮所在有之。有必丛生，苗惟一茎，茎端生叶若伞状，根如牛膝而细黑。今人以徐长卿代之，非也。[保升曰] 茎似细箭杆，高二尺以下。叶生茎端，状如伞。花生叶心，黄白色。根横生而无须，二月、八月采根。徐长卿、赤箭并有鬼督邮之名，而主治不同，宜审用之。[时珍曰] 鬼督邮与及己同类，根苗皆相似。但以根如细辛而色黑者，为及己；根如细辛而色黄白者，为鬼督邮。

根

‖修治‖

[敩曰] 凡采得细剉，用生甘草水煮一伏时，日干用。

‖气味‖

辛、苦，无毒。[时珍曰] 有小毒。

‖主治‖

鬼疰卒忤中恶，心腹邪气，百精毒，温疟疫疾，强腰脚，益膂力。唐本。

‖发明‖

[时珍曰] 按东晋深师方，治上气咳嗽，邪嗽、燥嗽、冷嗽，四满丸，用鬼督邮同蜈蚣、芫花、踯躅诸毒药为丸，则其有毒可知矣。非毒药不能治鬼疰邪恶之病，唐本云无毒，盖不然。

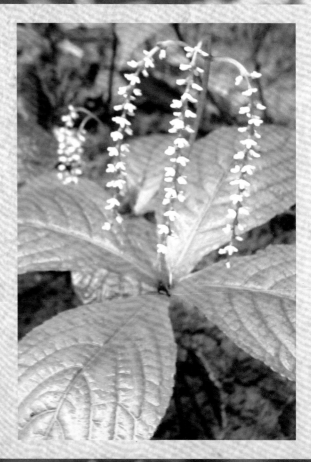

鬼督邮

◁ 银线草（*Chloranthus japonicus*）

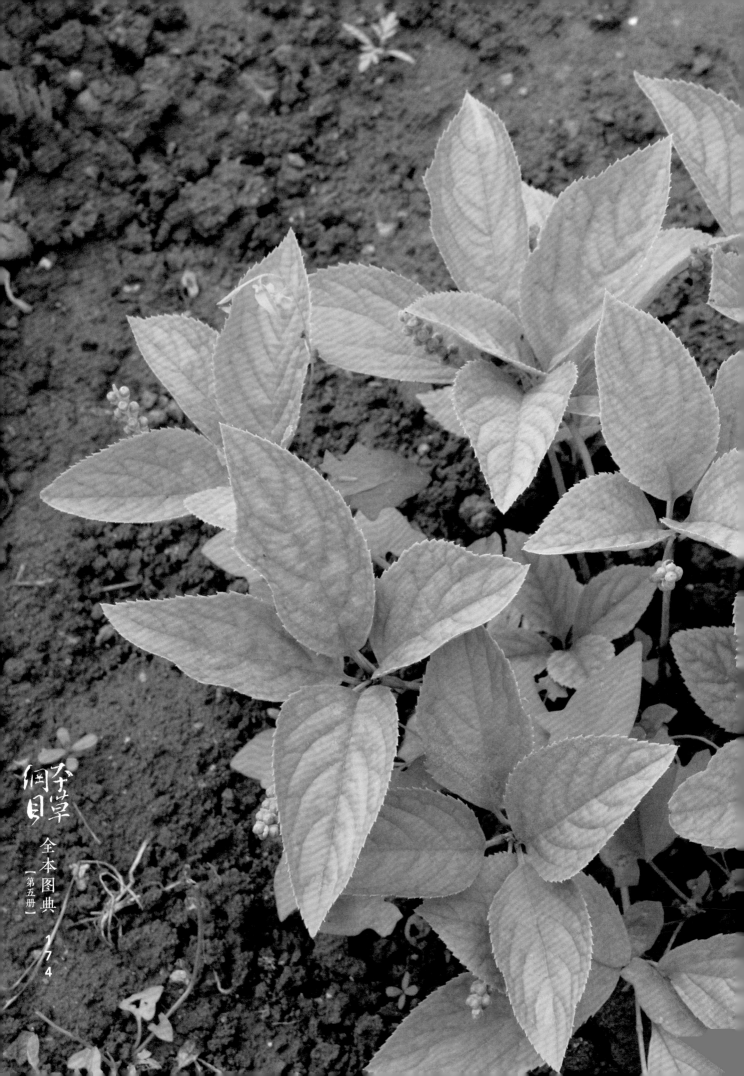

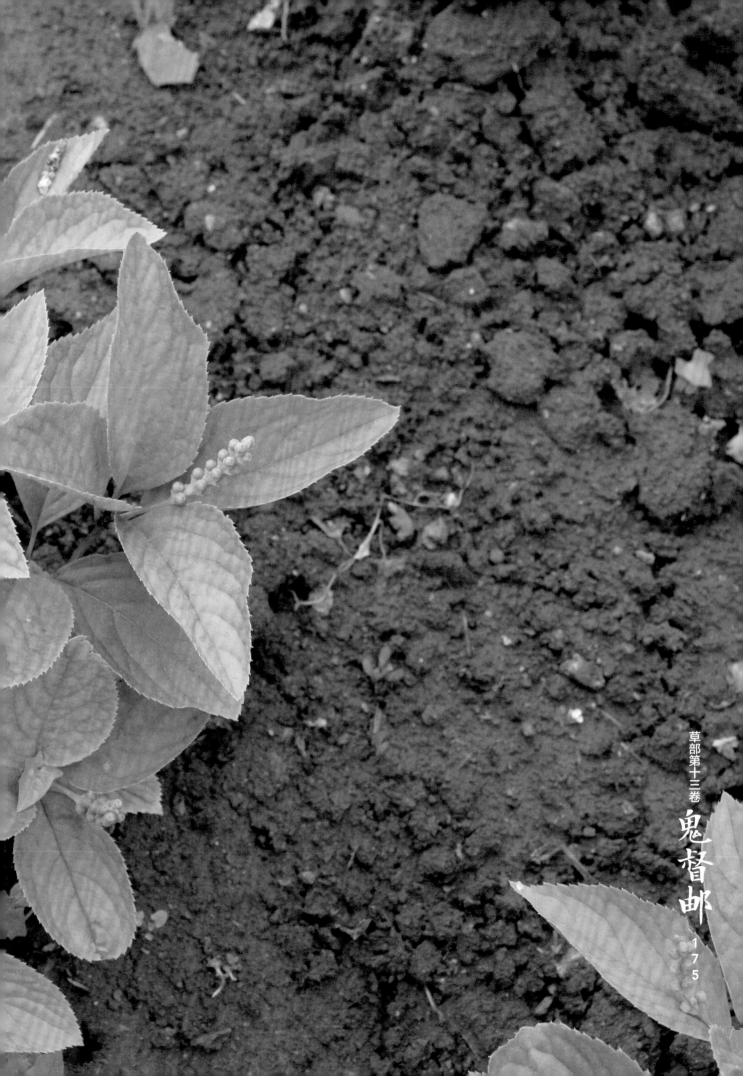

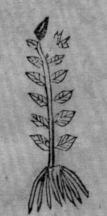

卿长徐

‖ **基原** ‖

据《纲目图鉴》《纲目彩图》《药典图鉴》等综合分析考证，本品为萝藦科植物徐长卿 *Cynanchum paniculatum* Bge. Kitag.。分布于黑龙江、辽宁、河北、陕西及中南、西南、华东各地区。《药典》收载徐长卿药材为萝藦科植物徐长卿的干燥根和根茎；秋季采挖，除去杂质，阴干。

徐长卿

《本经》上品

『本草纲目』全本图典 [第五册]

▷徐长卿（*Cynanchum paniculatum*）

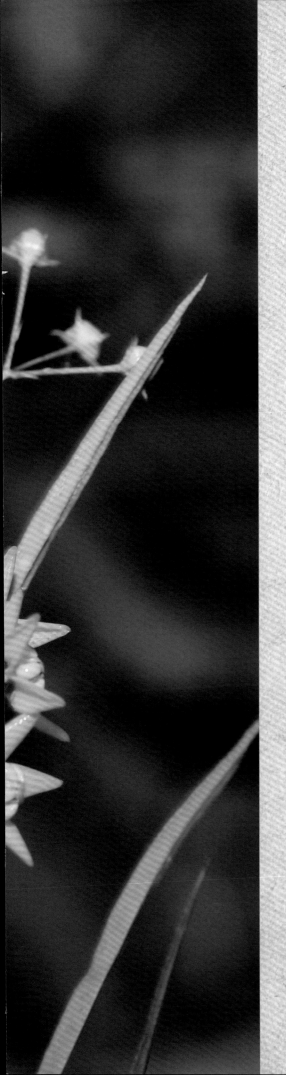

校正：今据吴氏本草，并入石下长卿。

‖ **释名** ‖

鬼督邮 本经 **别仙踪** 苏颂。[时珍曰] 徐长卿，人名也，常以此药治邪病，人遂以名之。名医别录于有名未用复出石下长卿条，云一名徐长卿。陶弘景注云：此是误尔。方家无用，亦不复识。今考二条功疗相似。按吴普本草云：徐长卿一名石下长卿。其为一物甚明，但石间生者为良。前人欠审，故尔差舛。[弘景曰] 鬼督邮之名甚多。今俗用徐长卿者，其根正如细辛，小短扁扁尔，气亦相似。今狗脊散用鬼督邮者，取其强悍宜腰脚，故知是徐长卿，而非鬼箭、赤箭。

‖ **集解** ‖

[别录曰] 徐长卿生泰山山谷及陇西，三月采。又曰：石下长卿生陇西山谷池泽，三月采。[恭曰] 所在川泽有之。叶似柳，两叶相当，有光泽。根如细辛，微粗长，黄色而有臊气。今俗以代鬼督邮，非也。鬼督邮自有本条。[保升曰] 生下湿川泽之间。苗似小桑，两叶相对。三月苗青，七月、八月着子，似萝藦子而小。九月苗黄，十月凋，八月采根，日干。[颂曰] 今淄齐淮泗间皆有之，三月、四月采，谓之别仙踪。[时珍曰] 鬼督邮、及己之乱杜衡，其功不同，苗亦不同也。徐长卿之乱鬼督邮，其苗不同，其功同也。杜衡之乱细辛，则根苗功用皆仿佛，乃弥近而大乱也。不可不审。

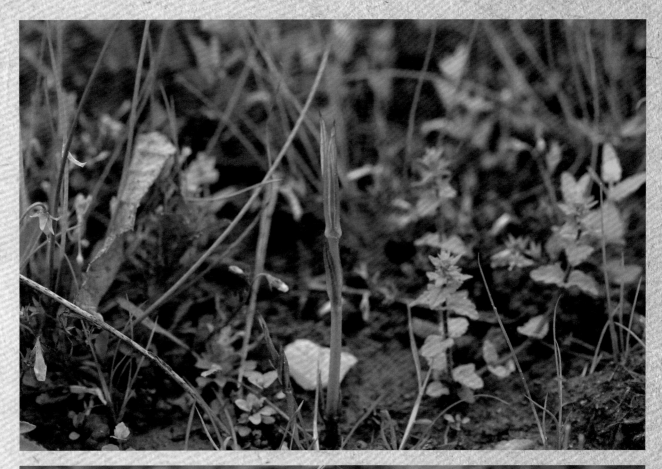

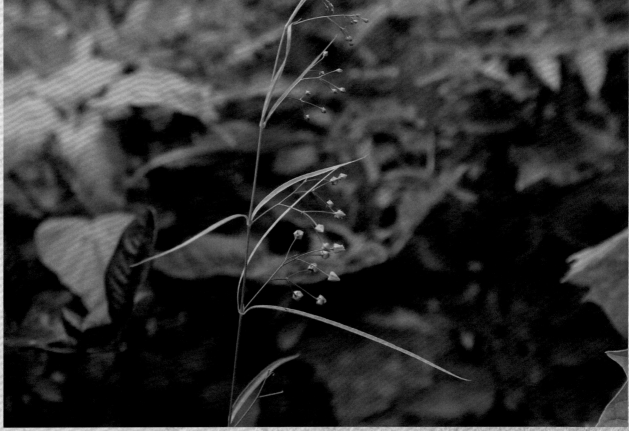

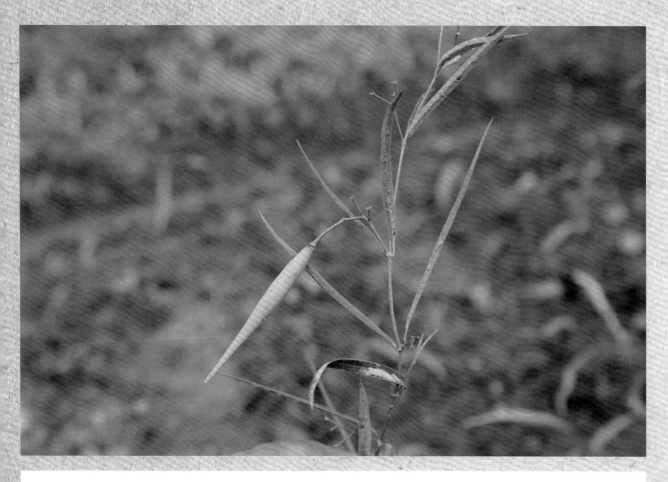

▽徐长卿（全草）

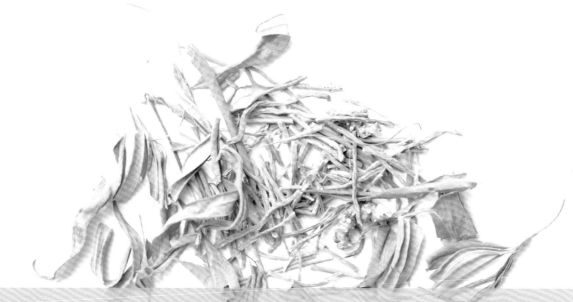

徐长卿 *Cynanchum paniculatum* ITS2 条形码主导单倍型序列：

```
1   CACGCATTGC GTCGTCCCCC CCTCACCCGT GTCCCGAAAG GGTCGCGGGC CCTTAGCGTG GGGGGCGGAA GTTGGCTTCC
81  CGTGCAGCGT TTGCGGCTAG CCTGAAACAA CGGTTCCCTC GGCGCGGACG TCGCGACAAG TGGTGGTCGT CGAGATTGTA
161 CGCGAGTTGC CGGCAAGCTG CGTCGAGGAG AGCATTGGA CCCCGTGCGA GACGAGTCCC TTCAGCGAGG GGCAATCGCA
241 ACGATTG
```

根

‖修治‖

[敩曰] 凡采得粗杵，拌少蜜令遍，以瓷器盛，蒸三伏时，日干用。

‖气味‖

辛，温，无毒。[别录曰] 石下长卿：咸、平，有毒。[普曰] 徐长卿一名石下长卿。神农、雷公：辛。[时珍曰] 治鬼之药多有毒，当从别录。

‖主治‖

鬼物百精蛊毒，疫疾邪恶气，温疟。久服强悍轻身。本经。益气延年。又曰：石下长卿：主鬼疰精物邪恶气，杀百精蛊毒，老魅注易，亡走啼哭，悲伤恍惚。别录。

▽徐长卿药材

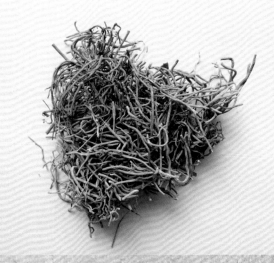

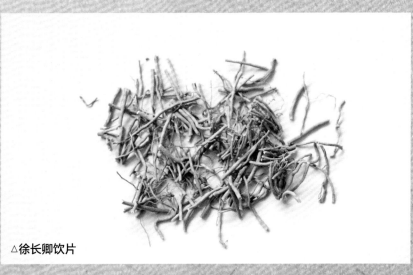

△徐长卿饮片

‖ 发明 ‖

[时珍曰] 抱朴子言上古辟瘟疫有徐长卿散，良效。今人不知用此。

‖ 附方 ‖

新二。**小便关格**徐长卿汤：治气壅关格不通，小便淋结，脐下妨闷。徐长卿炙半两，茅根三分，木通、冬葵子一两，滑石二两，槟榔一分，瞿麦穗半两，每服五钱，水煎，入朴消一钱，温服，日二服。圣惠方。**注车注船**凡人登车船烦闷，头痛欲吐者。宜用徐长卿、石长生、车前子、车下李根皮各等分，捣碎，以方囊系半合于衣带及头上，则免此患。肘后方。

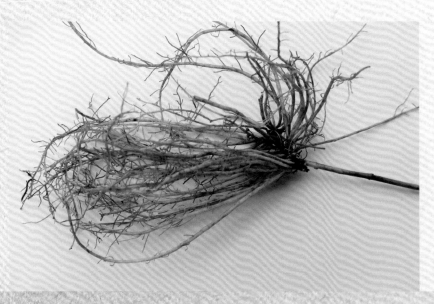

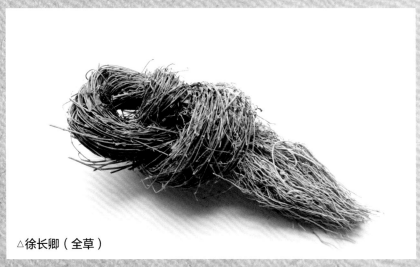

△徐长卿（全草）

‖ 基原 ‖

据《纲目图鉴》《纲目彩图》《药典图鉴》等综合分析考证，本品为萝藦科植物白薇 *Cynanchum atratum* Bge.。《纲目彩图》《药典图鉴》《中药志》认为还包括同属植物蔓生白薇 *C.versicolor* Bge.。白薇分布于东北、华北、华东、中南、西南等地；蔓生白薇分布于华北、华东、华中、西南等地。《药典》收载白薇药材为萝藦科植物白薇或蔓生白薇的干燥根和根茎；春、秋二季采挖，洗净，干燥。

白薇

《本经》中品

白薇 *Cynanchum atratum* ITS2 条形码主导单倍型序列：

```
1    CACGCATTGC GTCGTCCCCC CCTCACCCGT GTCCCGAAAG GGTCGCGGGC CTTAGCGTGG GGGGCGGAAG TTGGCTTCCC
81   GTGCAGCGTT TGCGGCTAGC CTGAAACAAC GGTTCCCTCG GCGCGGACGT CGCGACAAGT GGTGGTCGTC GAGATTGTAC
161  GCGAGTTGCC GGCAAGCTGC GTCGAGGAGA GCATTTGGAC CCCGTGCGAG ACGAGTCCCT TCAGCGAGGG GCAATCGCAA
241  CGATTG
```

蔓生白薇 *Cynanchum versicolor* ITS2 条形码主导单倍型序列：

```
1    CACGCATTGC GTCGTCCCCC CGTCACCCGT GTCCCGAAAG GGTCGCGGGC CTTAGCGTGG GGGGCGGAAG TTGGCTTCCC
81   GTGCAGCGTT TGCGGCTAGC CTGAAACGAC GGTTCCCTCG GCGCGGACGT CGCGACAAGT GGTGGTCGTC GAGATTGTAC
161  GCGAGTTGCC GGCAAGCTGC GTCGAGGAGA GCATTTGGAC CCCGTGCGAG ACGAGTCCCT TGAGCGAGGG GCAATCGCAA
241  CGATT
```

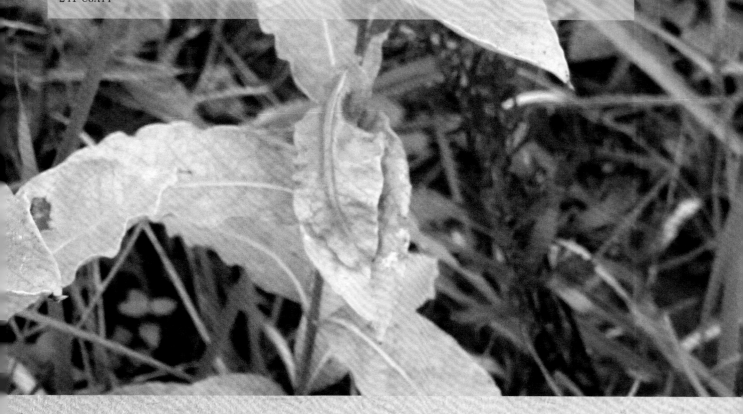

‖释名‖

薇草别录 白幕别录 春草本经 葴音尾。 骨美。[时珍曰] 微，细也。其根细而白也。按尔雅：葴，春草也。微、葴音相近，则白微又葴音之转也。别录以葴为莽草之名，误矣。

‖集解‖

[别录曰] 白微生平原川谷，三月三日采根阴干。[弘景曰] 近道处处有之。[颂曰] 今陕西诸郡及舒、滁、润、辽州亦有之。茎叶俱青，颇类柳叶。六七月开红花，八月结实。其根黄白色，类牛膝而短小，今人八月采之。

◁白薇（*Cynanchum atratum*）

‖修治‖

[敩曰] 凡采得，以糯米泔汁浸一宿，取出去髭，于槐砧上细剉，蒸之从申至巳，晒干用。[时珍曰] 后人惟以酒洗用。

‖气味‖

苦、咸，平，无毒。[别录曰] 大寒。[之才曰] 恶黄芪、大黄、大戟、干姜、大枣、干漆、山茱萸。

‖主治‖

暴中风身热肢满，忽忽不知人，狂惑邪气，寒热酸疼，温疟洗洗，发作有时。本经。疗伤中淋露，下水气，利阴气，益精。久服利人。别录。治惊邪风狂痓病，百邪鬼魅。弘景。风温灼热多眠，及热淋遗尿，金疮出血。时珍。

‖发明‖

[好古曰] 古方多用治妇人，以本草有疗伤中淋露之故也。[时珍曰] 白微古人多用，后世罕能知之。按张仲景治妇人产中虚烦呕逆，安中益气，竹皮丸方中，用白微同桂枝一分，竹皮、石膏三分，甘草七分，枣肉为大丸，每以饮化一丸服。云有热者倍白微，则白微性寒，乃阳明经药也。徐之才药对言白微恶大枣，而此方又以枣为丸，盖恐诸药寒凉伤脾胃尔。朱肱活人书治风温发汗后，身犹灼热，自汗身重多眠，鼻息必鼾，语言难出者，萎蕤汤中亦用之。孙真人千金方，有诏书发汗白微散焉。

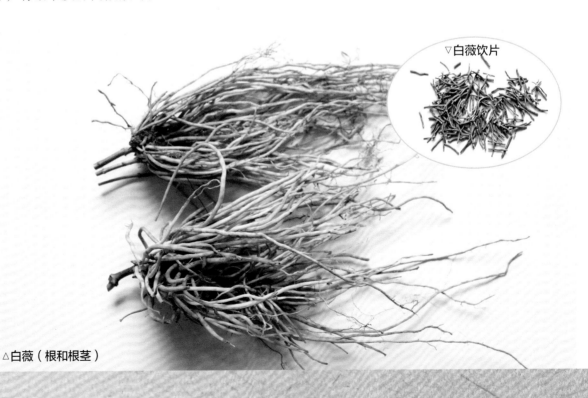

▽白薇饮片

△白薇（根和根茎）

‖附方‖

新五。肺实鼻塞不知香臭。白微、贝母、款冬花一两，百部二两，为末。每服一钱，米饮下。普济方。**妇人遗尿**不拘胎前产后。白微、芍药各一两，为末。酒服方寸匕，日三服。千金方。**血淋热淋**方同上。**妇人血厥**人平居无疾苦，忽如死人，身不动摇，目闭口噤，或微知人，眩冒，移时方寤，此名血厥，亦名郁冒。出汗过多，血少，阳气独上，气塞不行，故身如死。气过血还，阴阳复通，故移时方寤。妇人尤多此证。宜服白微汤：用白微、当归各一两，人参半两，甘草一钱半。每服五钱，水二盏，煎一盏，温服。本事方。**金疮血出**白微为末，贴之。儒门事亲。

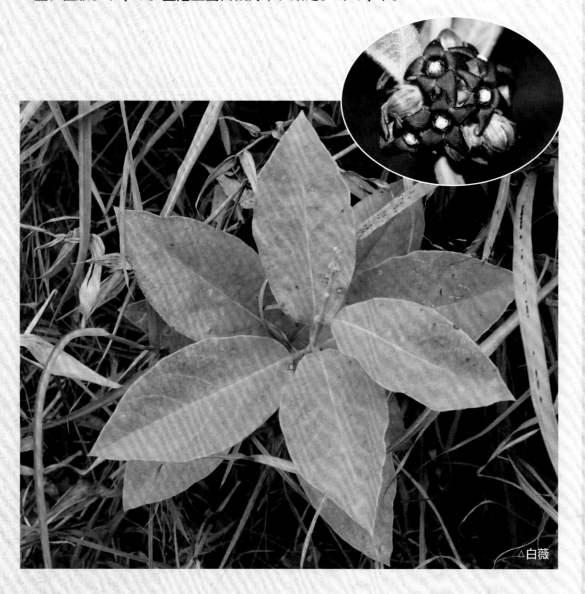

△白薇

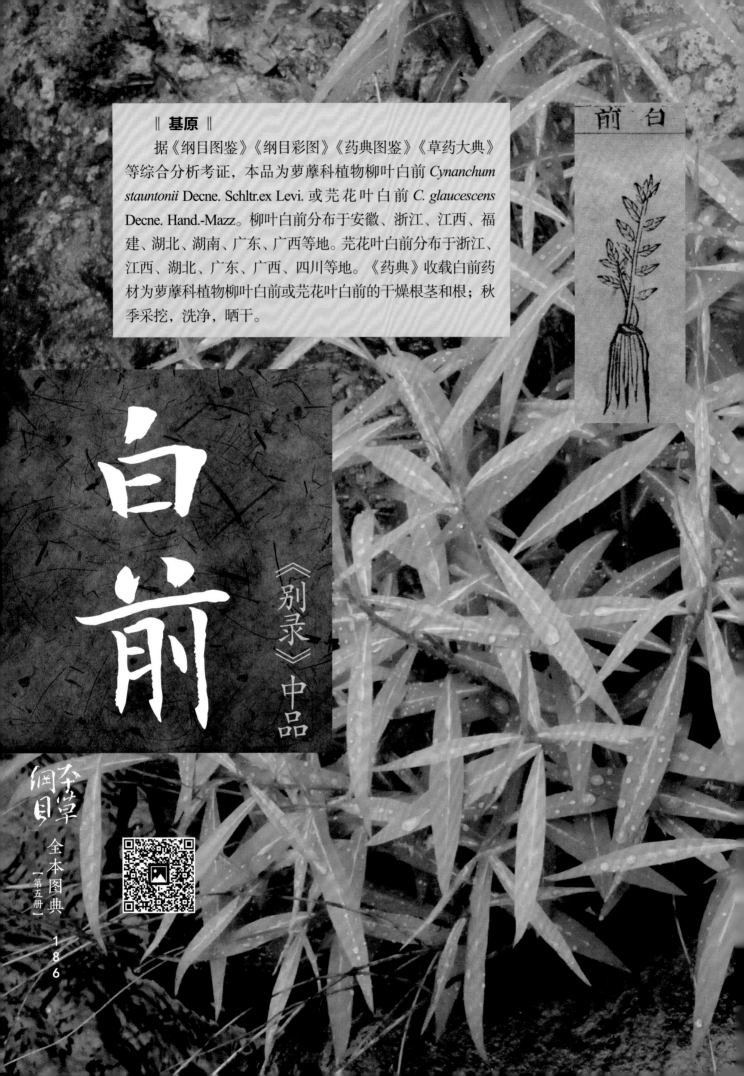

‖ **基原** ‖

据《纲目图鉴》《纲目彩图》《药典图鉴》《草药大典》等综合分析考证，本品为萝藦科植物柳叶白前 Cynanchum stauntonii Decne. Schltr.ex Levi. 或芫花叶白前 C. glaucescens Decne. Hand.-Mazz。柳叶白前分布于安徽、浙江、江西、福建、湖北、湖南、广东、广西等地。芫花叶白前分布于浙江、江西、湖北、广东、广西、四川等地。《药典》收载白前药材为萝藦科植物柳叶白前或芫花叶白前的干燥根茎和根；秋季采挖，洗净，晒干。

白前

《别录》中品

柳叶白前 *Cynanchum stauntonii* ITS2 条形码主导单倍型序列：

```
1   CACGCATTGC GTCGTCCCCC CCTCCCCCGC GTCCCGAAAG GGTCGCGGGC CTTAGCGTGG GGGGCGGAAG TTGGCTTCCC
81  GTGCAGCGTT TGCGGCTAGC CTGAAACAAC GGTTCCCTCG GCGCGGACGT CGCGACAAGT GGTGGTCGTC GAGATTGTAC
161 GCGAGTTGCC GGCAAGCTGC GTCGAGGGGA GCATTCGGAC CCCGTGCGAG ACGAGTCCCT TCAGCGAGGG GCAATCGCAA
241 CGATTG
```

芫花叶白前 *Cynanchum glaucescens* ITS2 条形码主导单倍型序列：

```
1   CGCACTGCGT CGTGCCCCCC TCACCCGTGT CCCGAAAGGG TCGCGGGCCT TAGGGGTGGG GGCGGAAGTT GGCTTCCCGT
81  GCAGCGTTTG CGGCTAGCCC GAAACAACGG TTCCCTCGGC GCGGACGTCG CGACAAGTGG TGGTCCGTCG AGATTGTACG
161 CGAGTTGCCG GCAAGCTGCG TCGAGGAGAG CATTTGGACC CCGTGCGAGA CGAGTCCCTT CGGCGAGGGG CAATCGCAAC
241 GATTG
```

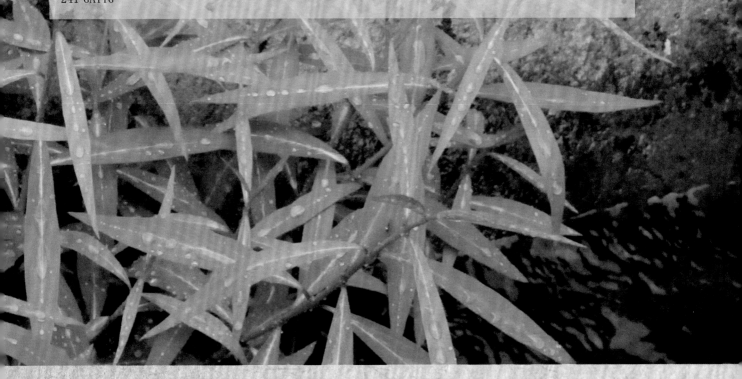

‖释名‖

石蓝 唐本 嗽药 同上。[时珍曰] 名义未详。

‖集解‖

[弘景曰] 白前出近道，根似细辛而大，色白不柔易折，气嗽方多用之。[恭曰] 苗高尺许，其叶似柳，或似芫花，根长于细辛，白色，生州渚沙碛之上，不生近道。俗名石蓝，又名嗽药。今用蔓生者味苦，非真也。[志曰] 根似白微、牛膝辈，二月、八月采，阴干用。[嘉谟曰] 似牛膝，粗长坚直易断者，白前也。似牛膝，短小柔软能弯者，白微也，近道俱有，形色颇同，以此别之，不致差误。

1

◁柳叶白前（ *Cynanchum stauntonii* ）

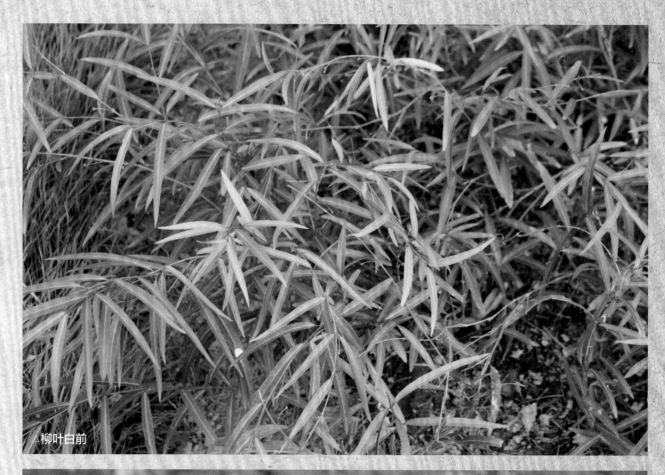

△柳叶白前

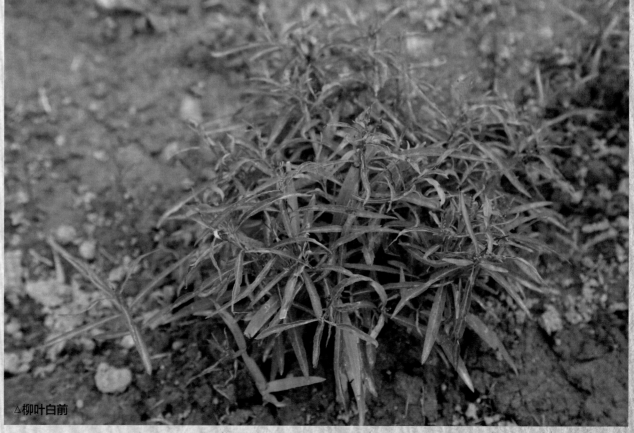

△柳叶白前

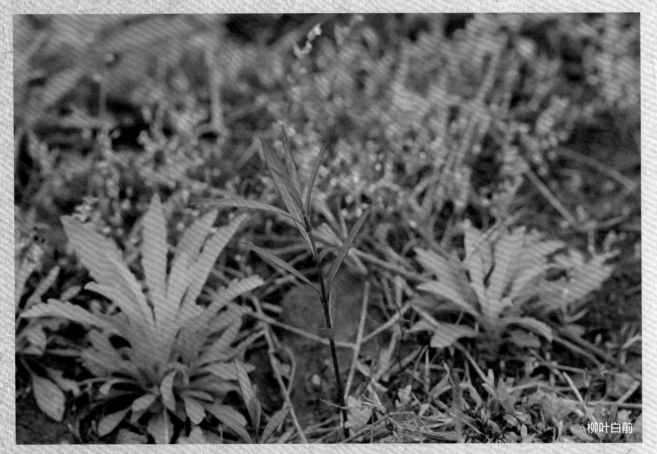

△柳叶白前

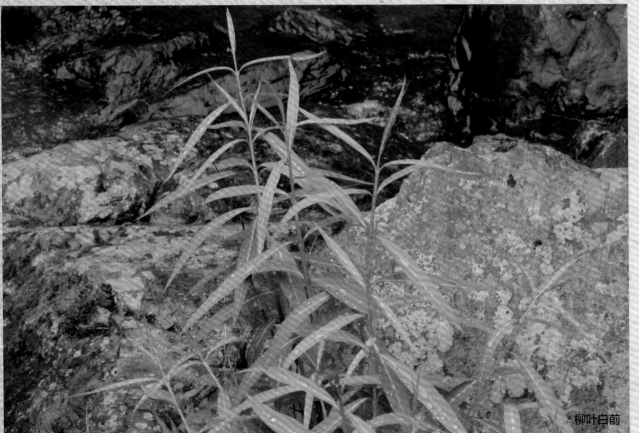

△柳叶白前

‖ 修治 ‖

[敩曰] 凡用，以生甘草水浸一伏时，漉出，去头须了，
焙干收用。

‖ 气味 ‖

甘，微温，无毒。[权曰] 辛。[恭曰] 微寒。

‖ 主治 ‖

胸胁逆气，咳嗽上气，呼吸欲绝。别录。主一切气，
肺气烦闷，贲豚肾气。大明。降气下痰。时珍。

‖ 发明 ‖

[宗奭曰] 白前能保定肺气，治嗽多用，以温药相佐使

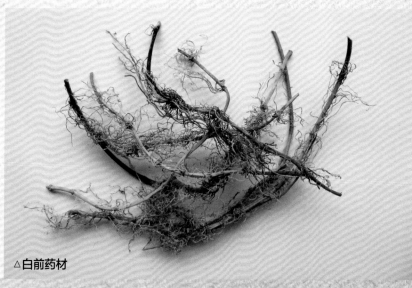

△白前药材

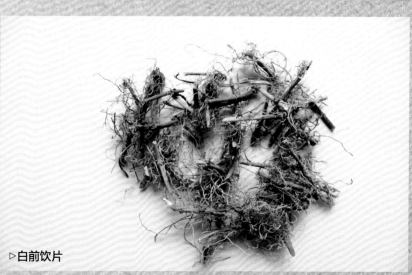

▷白前饮片

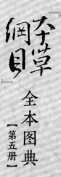

尤佳。[时珍曰] 白前色白而味微辛甘，手太阴药也。长于降气，肺气壅实而有痰者宜之。若虚而长哽气者，不可用也。张仲景治嗽而脉浮，泽漆汤中亦用之。其方见金匮要略，药多不录。

‖ 附方 ‖

旧二，新一。**久嗽唾血** 白前、桔梗、桑白皮三两，炒，甘草一两炙，水六升，煮一升，分三服。忌猪肉、菘菜。外台。**久咳上气体肿**，短气胀满，昼夜倚壁不得卧，常作水鸡声者，白前汤主之：白前二两，紫菀、半夏各三两，大戟七合，以水一斗，渍一宿，煮取三升，分作数服。禁食羊肉、饧糖大佳。深师方。**久患嗄呷** 咳嗽，喉中作声，不得眠。取白前焙捣为末，每温酒服二钱。深师方。

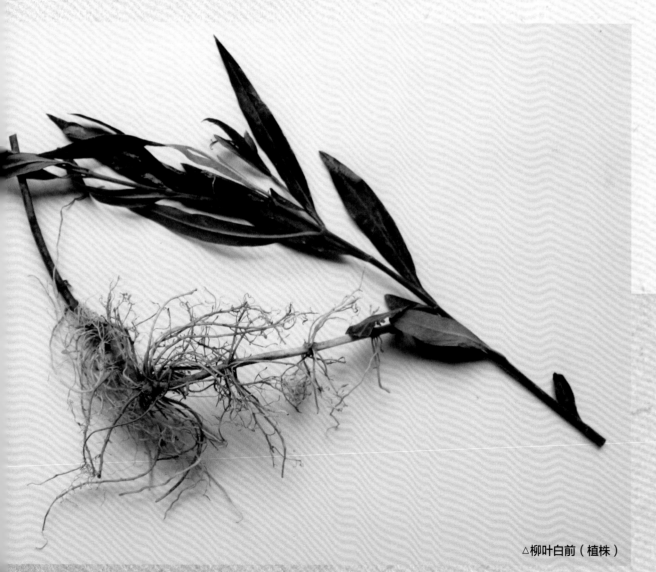

△柳叶白前（植株）

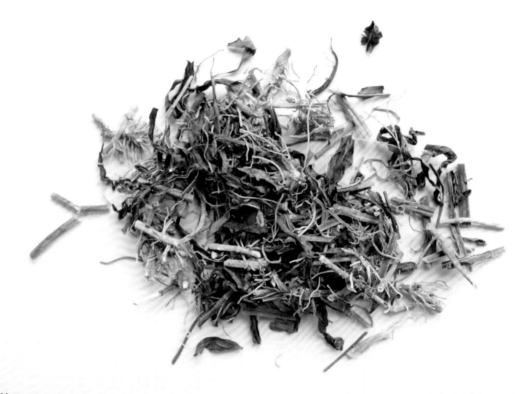

△柳叶白前

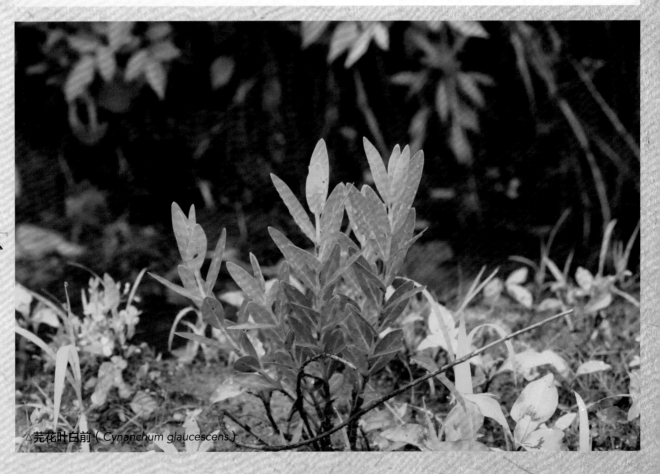

△芫花叶白前（ *Cynanchum glaucescens* ）

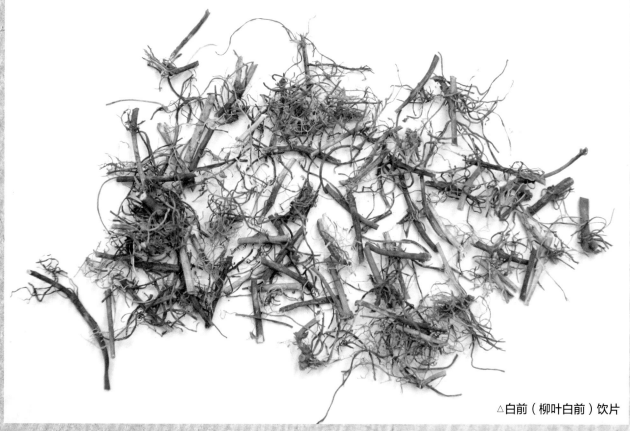

△白前（柳叶白前）饮片

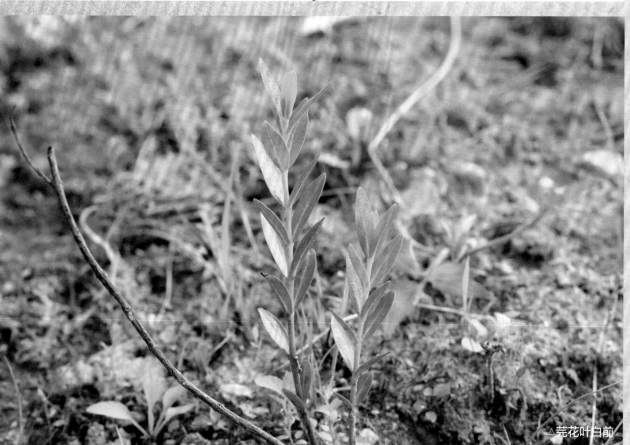

△芫花叶白前

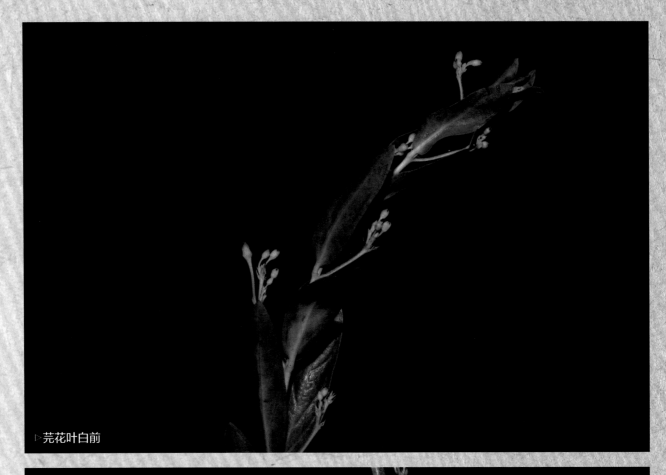

▷芫花叶白前

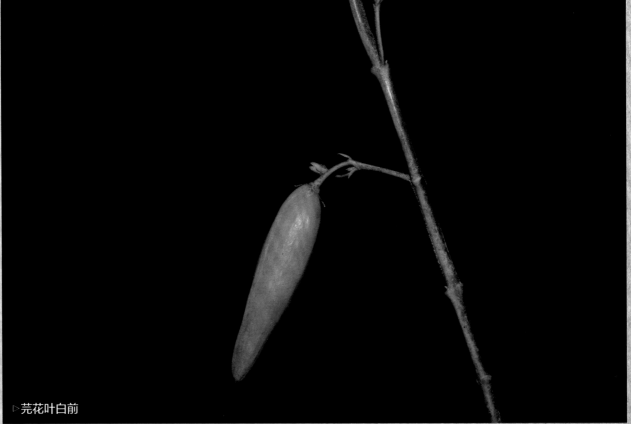

▷芫花叶白前

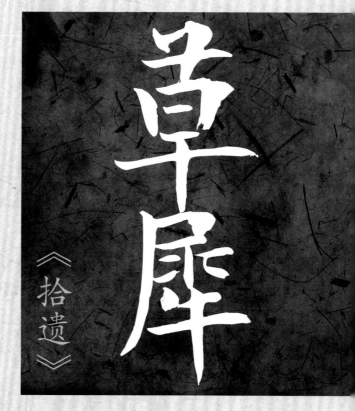

‖释名‖

[时珍曰]其解毒之功如犀角，故曰草犀。

‖集解‖

[藏器曰]草犀生衢、婺、洪、饶间。苗高二三尺，独茎，根如细辛。生水中者名水犀。[珣曰]广州记云：生岭南及海中，独茎对叶而生，如灯台草，根若细辛。

根

‖气味‖

辛，平，无毒。

‖主治‖

解一切毒气，虎狼虫虺所伤，溪毒野蛊恶刺等毒，并宜烧研服之，临死者亦得活。李珣。天行疟瘴寒热，咳嗽痰壅，飞尸喉痹疮肿，小儿寒热丹毒，中恶注忤，痢血等病，煮汁服之。岭南及睦、婺间中毒者，以此及千金藤并解之。藏器。

草 犀

《拾遗》

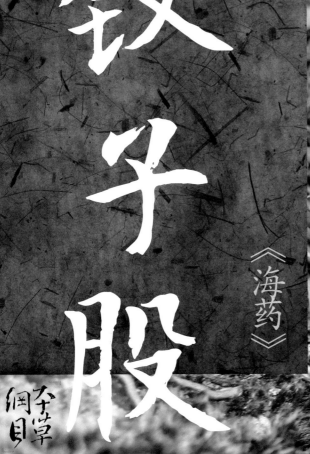

‖ 基原 ‖
据《纲目图鉴》《纲目彩图》《中国植物志》等综合
分析考证，本品为兰科植物钗子股 *Luisia morsei* Rolfe。分布
于广东、广西、云南等地。

钗子股

《海药》

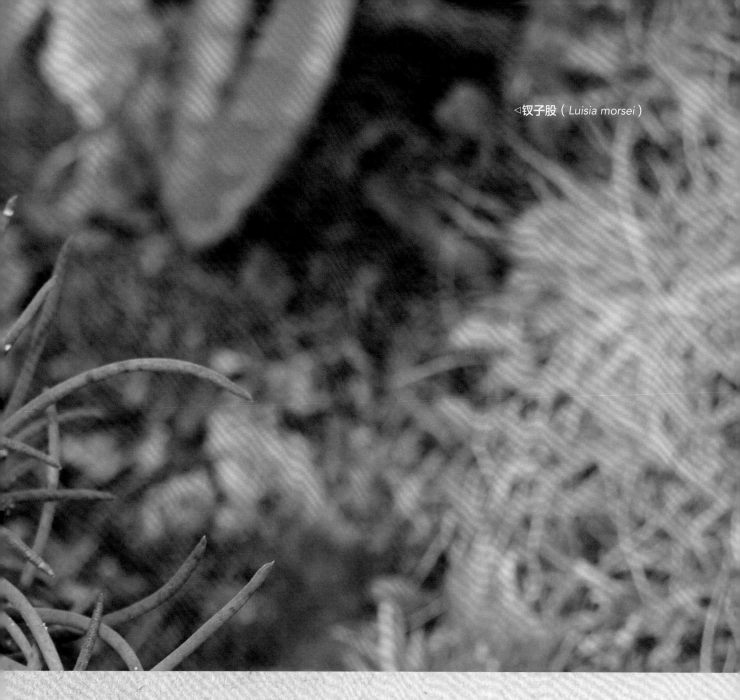

◁钗子股（*Luisia morsei*）

校正：并入拾遗金钗股。

‖ **释名** ‖
金钗股。[时珍曰] 石斛名金钗花，此草状似之，故名。

‖ **集解** ‖
[藏器曰] 金钗股生岭南及南海山谷，根如细辛，每茎三四十根。[珣曰] 忠州、万州者亦佳，草茎功力相似。缘岭南多毒，家家贮之。[时珍曰] 按岭表录云：广中多蛊毒，彼人以草药金钗股治之，十救八九，其状如石斛也。又忍冬藤解毒，亦号金钗股，与此同名云。

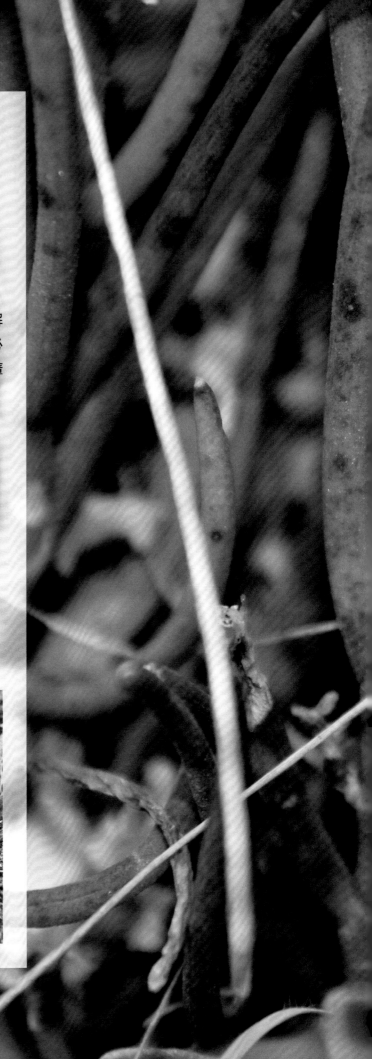

根

‖气味‖

苦，平，无毒。

‖主治‖

解毒痈疽神验，以水煎服。李珣。解诸药毒，煮汁服。亦生研，更烈，必大吐下。如无毒，亦吐去热痰。疟瘴天行，蛊毒喉痹。藏器。

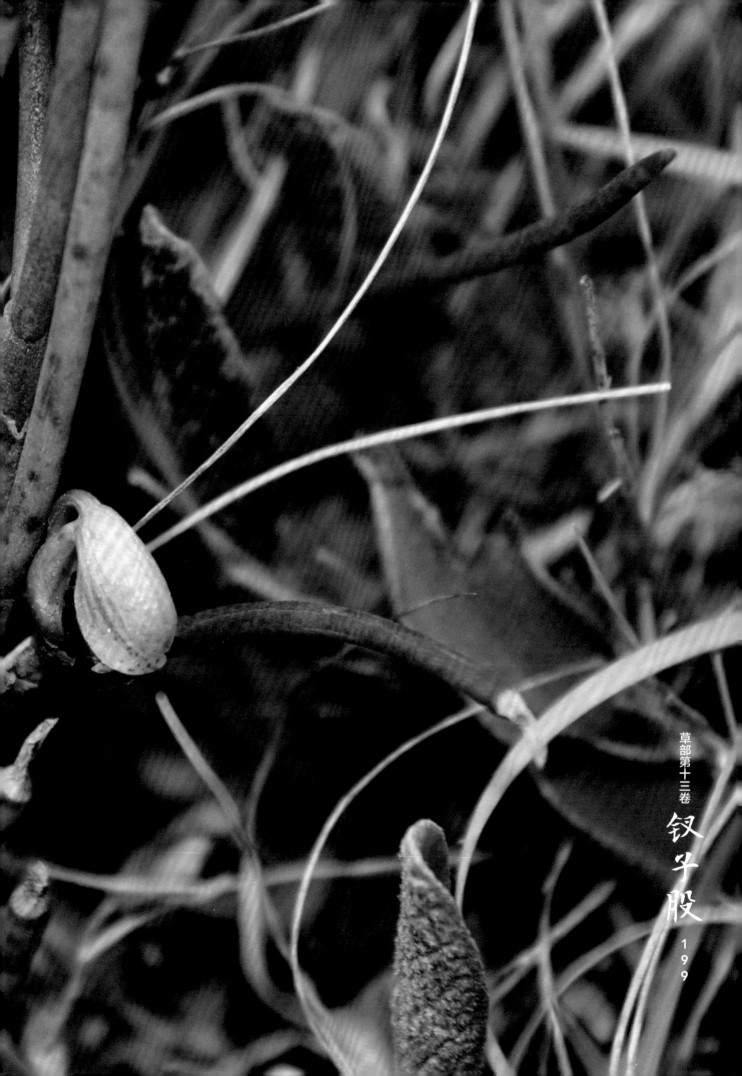

‖ 基原 ‖
据《纲目图鉴》《纲目彩图》等综合分析考证，本品为
兰科植物圆柱钗子股 *Luisia teres*. Blume。分布于越南、日本。
我国少有分布。

吉利草

《纲目》

孕草

纲目

全本图典
［第五册］

200

▷圆柱钗子股（ *Luisia teres* ）

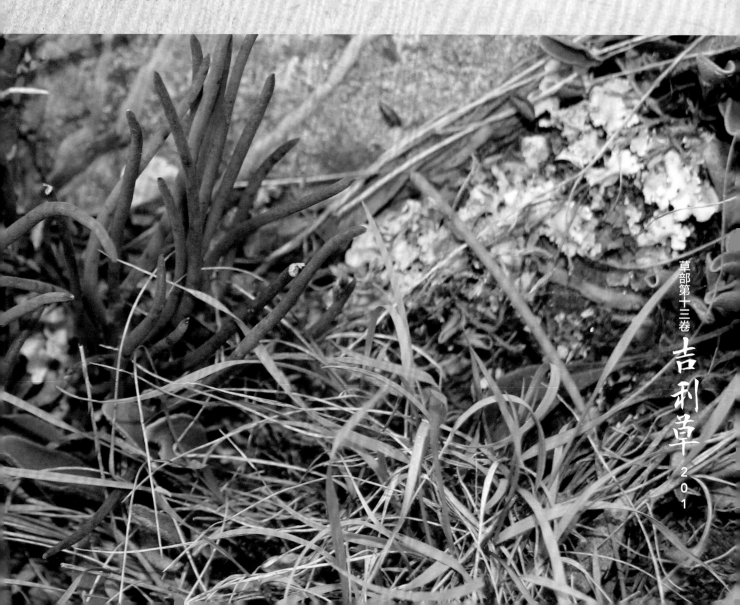

‖集解‖

[时珍曰] 按嵇含南方草木状云：此草生交广，茎如金钗股，形类石斛，根类芍药。吴黄武中，江夏李俣徒合浦遇毒，其奴吉利偶得此草与服，遂解，而吉利即遁去。俣以此济人，不知其数也。又高凉郡产良耀草，叶如麻黄，花白似牛李，秋结子如小粟，煨食解毒，功亚于吉利草。始因梁耀得之，因以为名，转梁为良耳。

根

‖气味‖

苦，平，无毒。

‖主治‖

解蛊毒，极验。时珍。

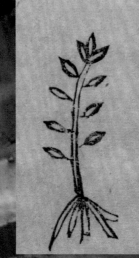

朱沙根

基原

‖ 基原 ‖

　　据《纲目图鉴》《纲目彩图》等综合分析考证，本品为紫金牛科植物朱砂根 *Ardisia crenata* Sims。分布于长江流域及福建、台湾、广西、云南等地区。《汇编》还收载有同属植物红凉伞（紫背紫金牛）*A. crenata* Sims var. *bicolor* (Walker) C. Y. Wu et C. Chen，参见本卷"紫金牛"项下。《药典》收载朱砂根药材为紫金牛科植物朱砂根的干燥根；秋、冬二季采挖，洗净，晒干。

朱砂根

《纲目》

本草纲目

全本图典

［第五册］

202

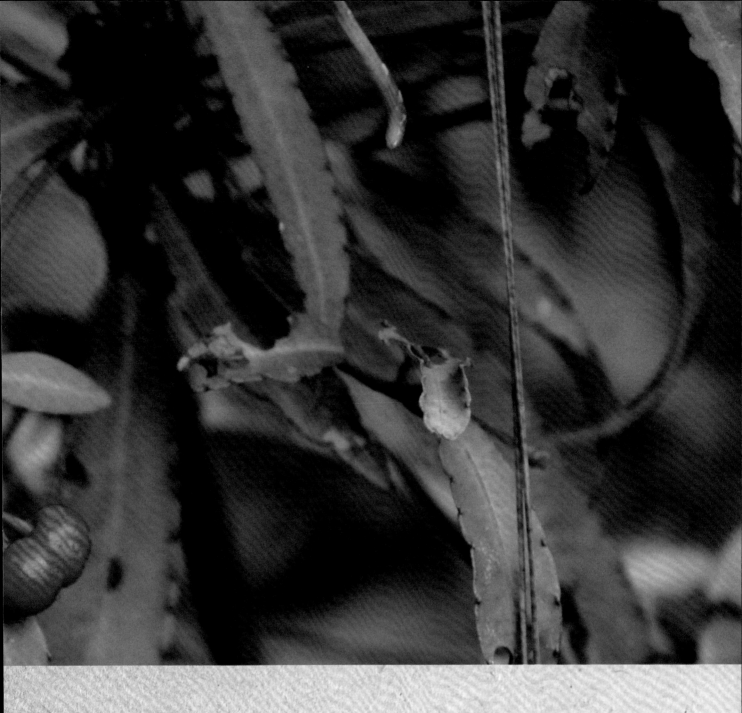

‖ 集解 ‖

[时珍曰] 朱砂根生深山中，今惟太和山人采之。苗高尺许，叶似冬青叶，背甚赤，夏月长茂。根大如箸，赤色，此与百两金仿佛。

朱砂根 *Ardisia crenata* ITS2 条形码主导单倍型序列：

1　CACAATGCGT CGCTCCCCCA CTCACCCCAG GGTGTCGTGT GAGGTGCGGA TATTGGCTCC CCGTGTGCTA TCGTGCGCGG
81　TCAGCCTAAA AGTGAATCCC GACGATCGGT GTCGCGGCAA GTGGTGGTTT CCAAACCGTT GCATGTTGTC GTGCGCGCTT
161　CTATCGCCCT CGGTGACTCC TTGACCCTGA AGCTCCATTA GAATGGTGCC ACGATCG

◁朱砂根（*Ardisia crenata*）

根

‖气味‖

苦，凉，无毒。

‖主治‖

咽喉肿痹，磨水或醋咽之，甚良。

时珍。

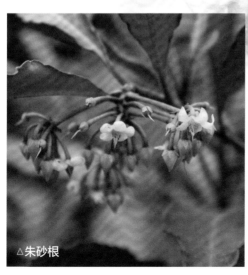

△朱砂根

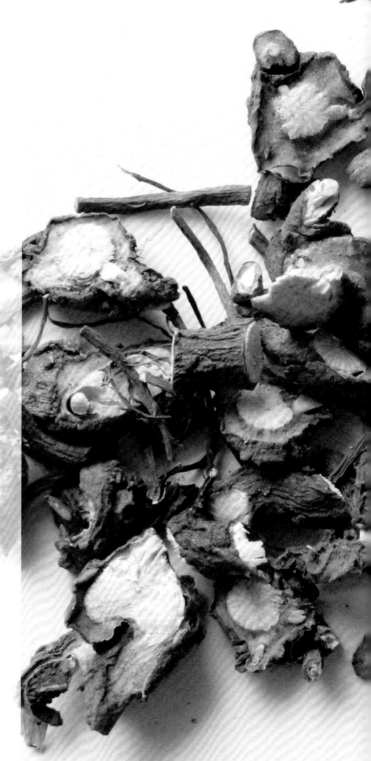

◁朱砂根饮片

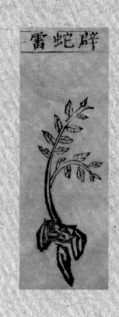

‖ 基原 ‖
据《纲目图鉴》《纲目彩图》等综合分析考证，本品为马兜铃科植物朱砂莲 *Aristolochia cinnabaria* C.Y.Cheng et J.L.Wu。分布于我国四川、云南等地。

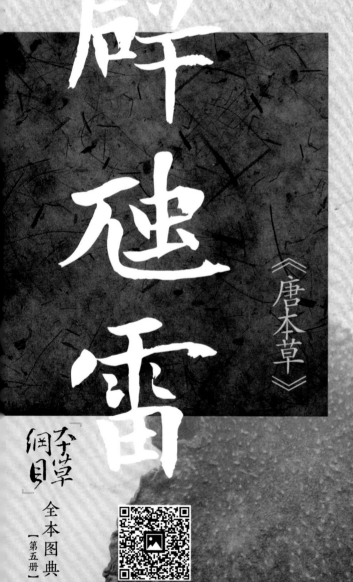

辟蛀雷

《唐本草》

李时珍

网目

全本图典

［第五册］

‖ 释名 ‖
辟蛇雷 纲目。[时珍曰] 此物辟蛇虺有威，故以雷名之。

‖ 集解 ‖
[恭曰] 辟虺雷状如粗块苍术，节中有眼。[时珍曰] 今川中峨眉、鹤鸣诸山皆有之。根状如苍术，大者若拳。彼人以充方物，苗状当俟访问。

根

‖ 气味 ‖
苦，大寒，无毒。

‖ 主治 ‖
解百毒，消痰，祛大热、头痛，辟瘟疫。唐本。治咽喉痛痹，解蛇虺毒。时珍。

◁朱砂莲饮片

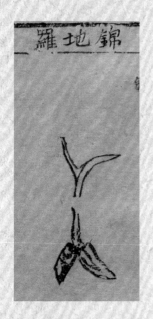

羅地錦

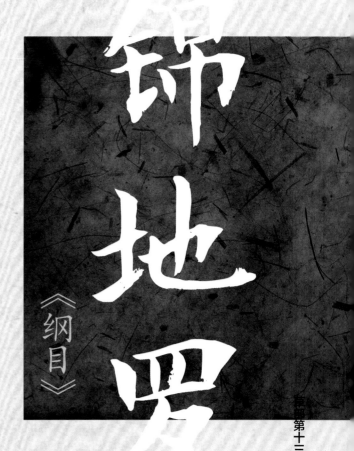

锦地罗

《纲目》

‖ 集解 ‖

[时珍曰] 锦地罗出广西庆远山岩间，镇安、归顺、柳州皆有之。根似萆薢及栝楼根状。彼人颇重之，以充方物。

根

‖ 气味 ‖

微苦，平，无毒。

‖ 主治 ‖

山岚瘴毒疮毒，并中诸毒，以根研生酒服一钱匕，即解。时珍。

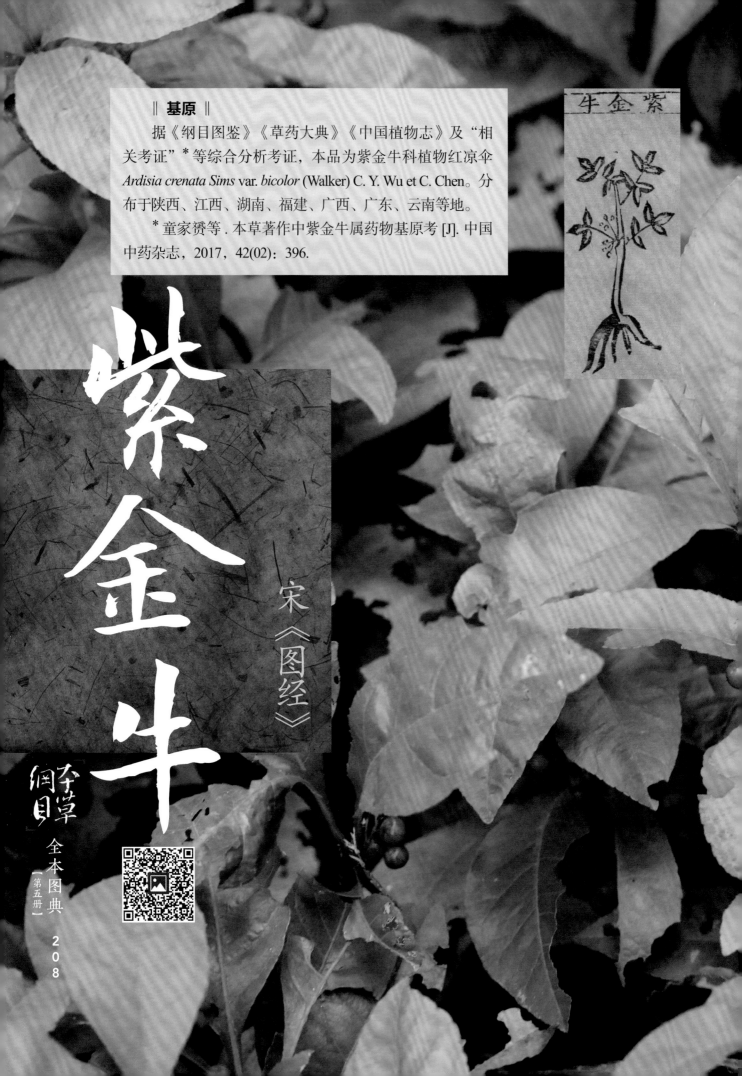

‖ 基原 ‖

据《纲目图鉴》《草药大典》《中国植物志》及"相关考证"*等综合分析考证，本品为紫金牛科植物红凉伞 *Ardisia crenata Sims* var. *bicolor* (Walker) C. Y. Wu et C. Chen。分布于陕西、江西、湖南、福建、广西、广东、云南等地。

*童家赟等. 本草著作中紫金牛属药物基原考 [J]. 中国中药杂志，2017，42(02)：396.

紫金牛 宋《图经》

紫金牛

本草纲目 全本图典 [第五册]

208

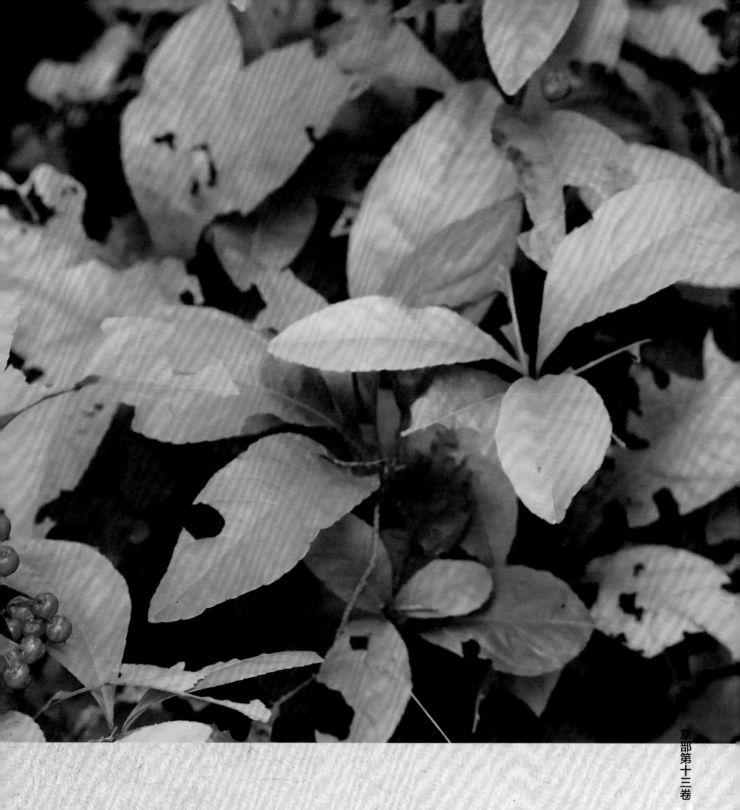

‖集解‖

[颂曰]生福州。叶如茶叶，上绿下紫。结实圆，红色如丹朱。根微紫色，八月采根，去心暴干，颇似巴戟。

◁紫金牛（*Ardisia crenata var. bicolor*）

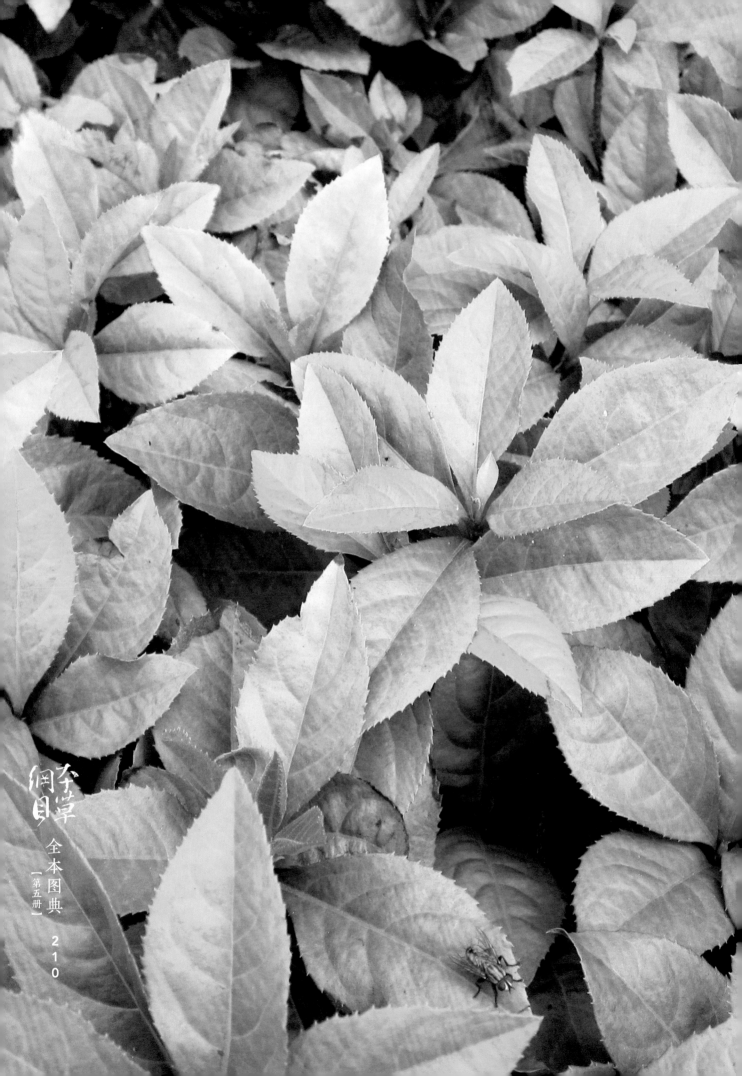

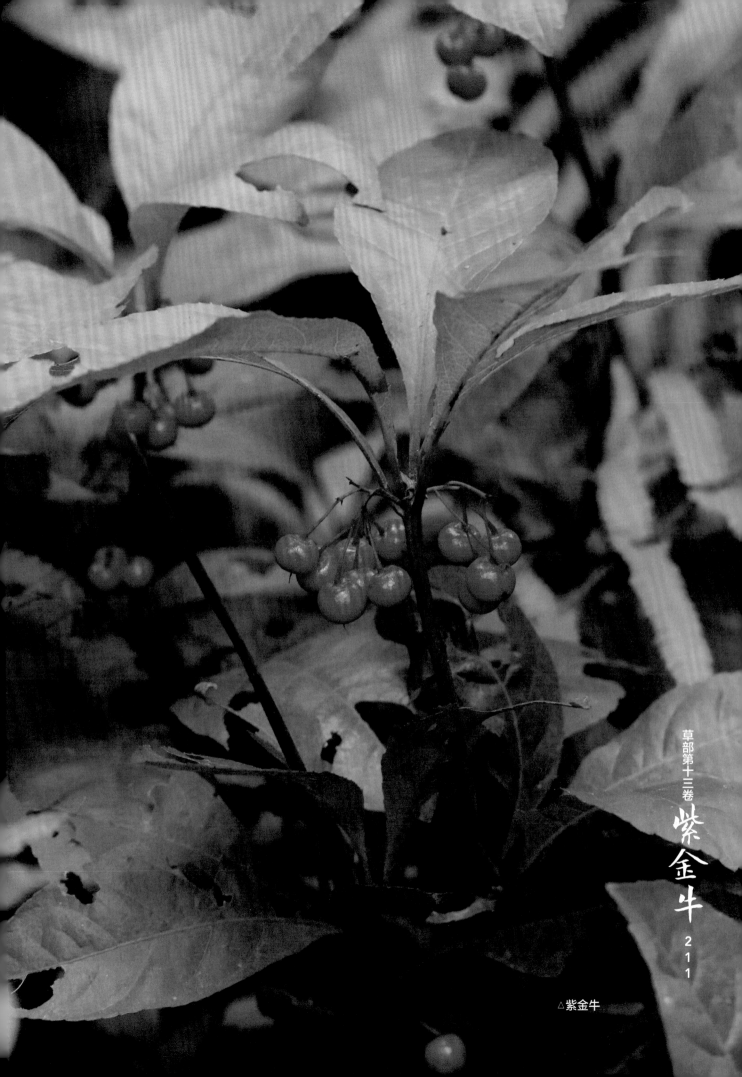

△紫金牛

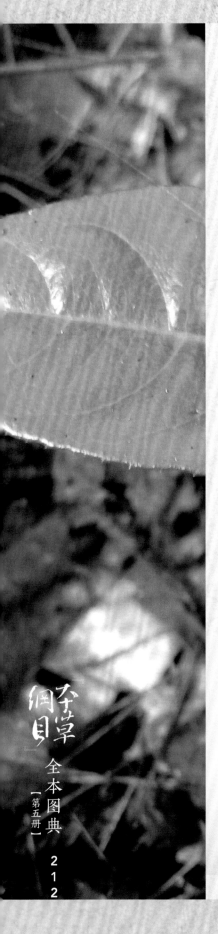
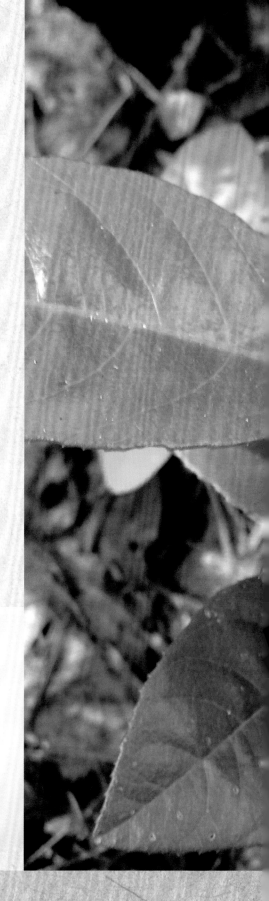

‖**气味**‖

辛，平，无毒。

‖**主治**‖

时疾膈气，去风痰。苏颂。解毒破血。
时珍。

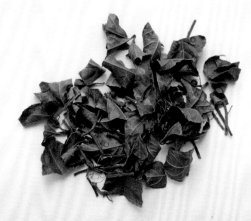

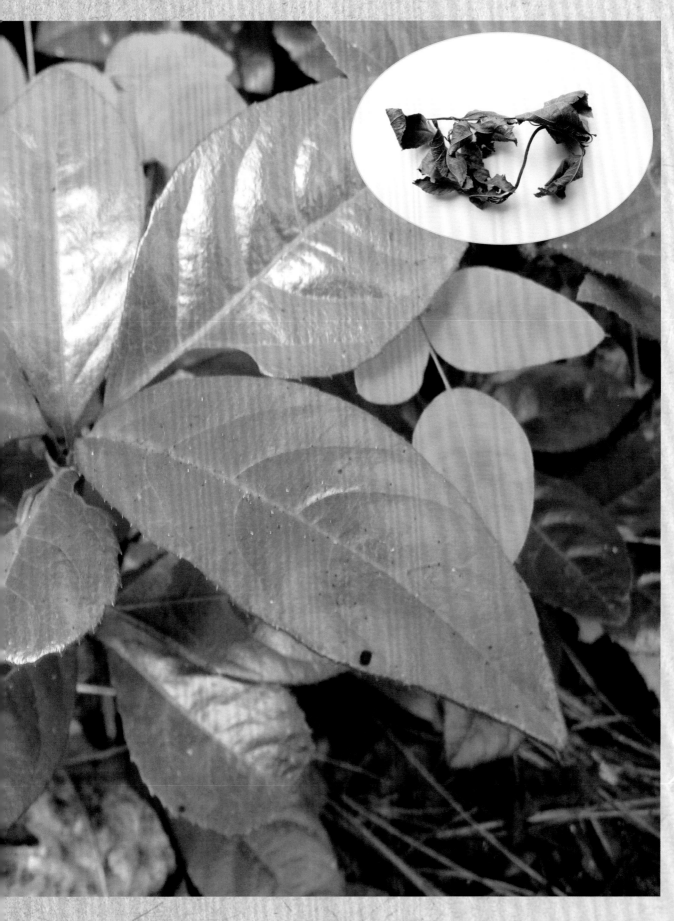

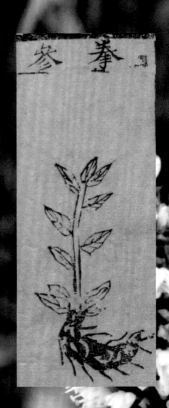

‖ 基原 ‖

　　据《纲目图鉴》《中药志》《纲目彩图》等综合分析
考证，本品为蓼科植物拳参 *Polygonum bistorta* L.。分布于吉
林、辽宁、内蒙古、河北、山西、陕西等地。《药典》收载
拳参药材为蓼科植物拳参的干燥根茎；春初发芽时或秋季茎
叶将枯萎时采挖，除去泥沙，晒干，去须根。

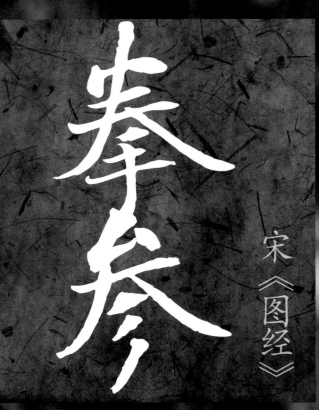

拳参

宋《图经》

网目草 全本图典

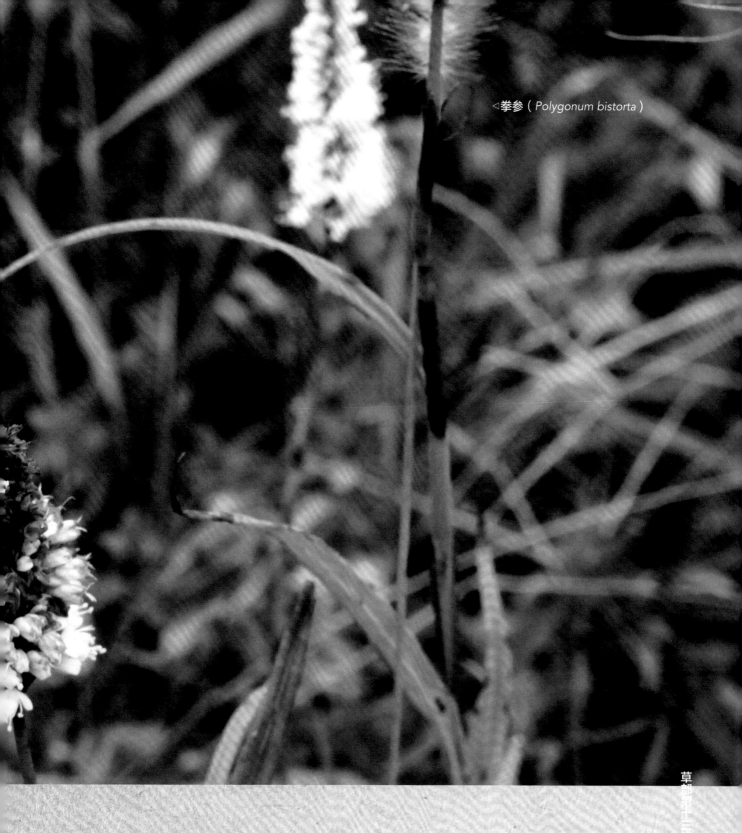

◁拳参（*Polygonum bistorta*）

‖ **集解** ‖

[颂曰] 生淄州田野，叶如羊蹄，根似海虾，黑色，土人五月采之。

拳参 *Polygonum bistorta* ITS2 条形码主导单倍型序列：

```
1   CGCACAGCGT CGCCCCCACC CCATCCCGTG GGGCGTGGGG CGGATTCTGG CCCCCCGTGT GCTCCCGCGC GCGGTCGGCC
81  TAAAATCAGA CCCCGTGGCC GCGAAATGCC GCGACGATTG GTGGTGTACG TGGCAGCCTC GTGCCGCCTA ACATCGCGTC
161 GCGCCTTCCG TGGCCCTCTG GAGTCAAAAG GACCCTCGAG AGCCCTCCGC TGGTGCGGAG GGGCCTCTCA ACCGTTG
```

‖ **气味** ‖

缺。

‖ **主治** ‖

为末，淋渫肿气。苏颂。

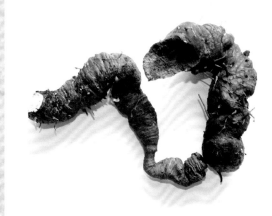

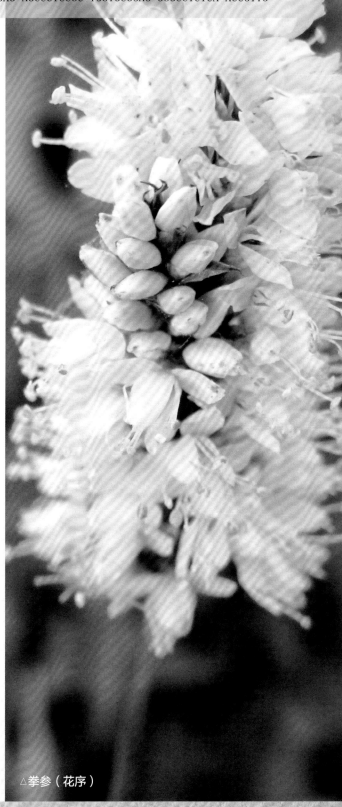

△拳参（花序）

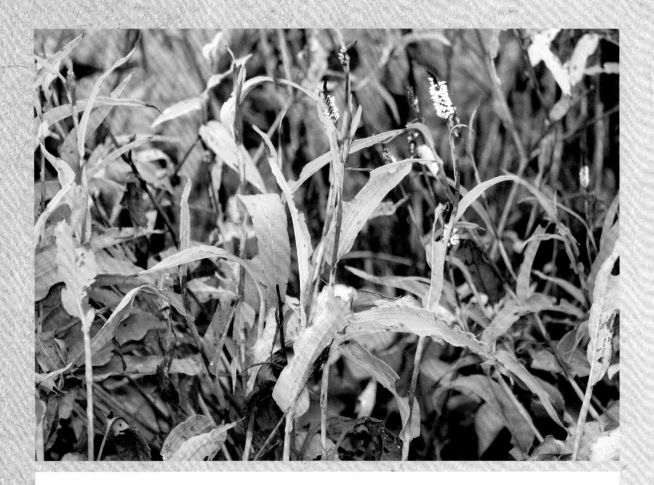

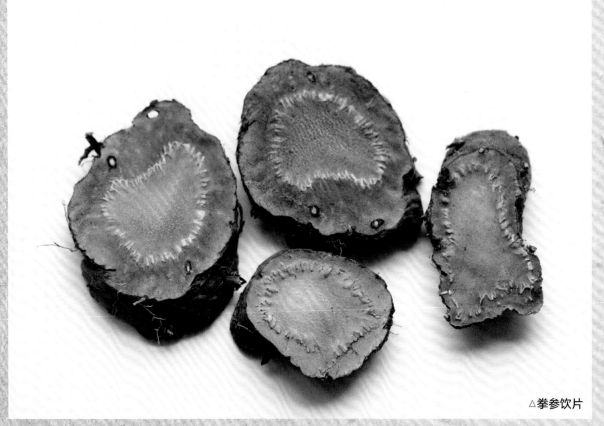

△拳参饮片

‖ 基原 ‖

据《纲目图鉴》《草药大典》《植物志》等综合分析考证，本品为毛茛科植物黄花铁线莲 *Clematis intricata* Bunge。分布于河北、内蒙古等地。《中华本草》收载铁线草药材为豆科植物异叶山蚂蝗 *Desmodium heterophyllum* (Willd.) DC. 的全草。

铁线草

宋《图经》

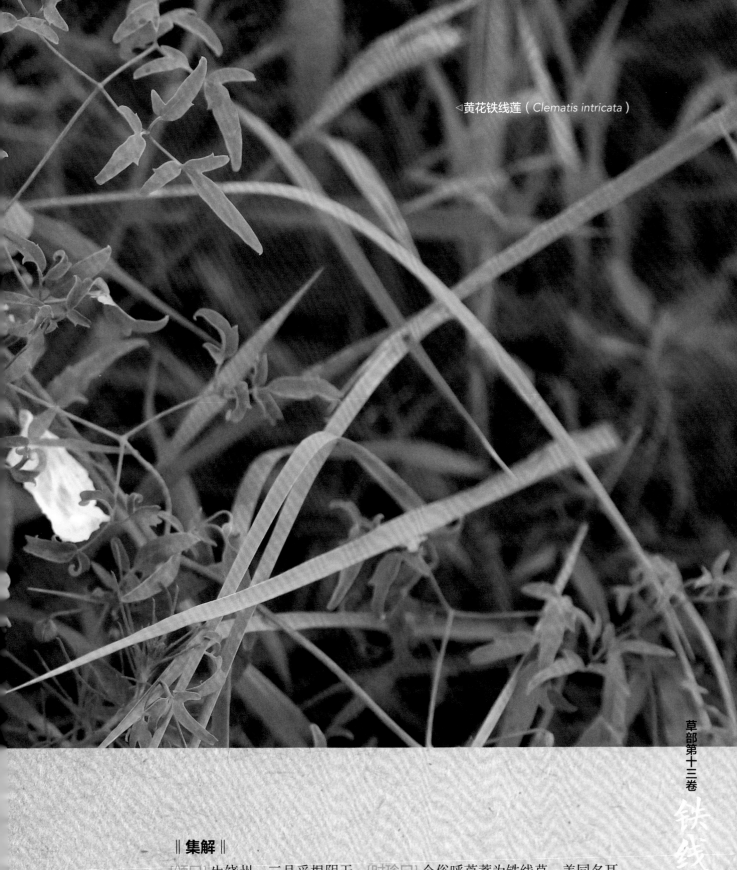

◁黄花铁线莲（*Clematis intricata*）

‖ **集解** ‖

[颂曰] 生饶州，三月采根阴干。[时珍曰] 今俗呼萹蓄为铁线草，盖同名耳。

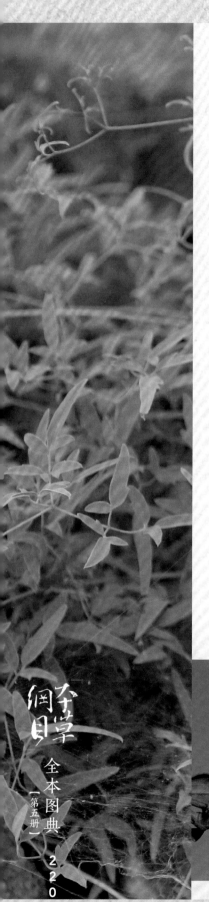
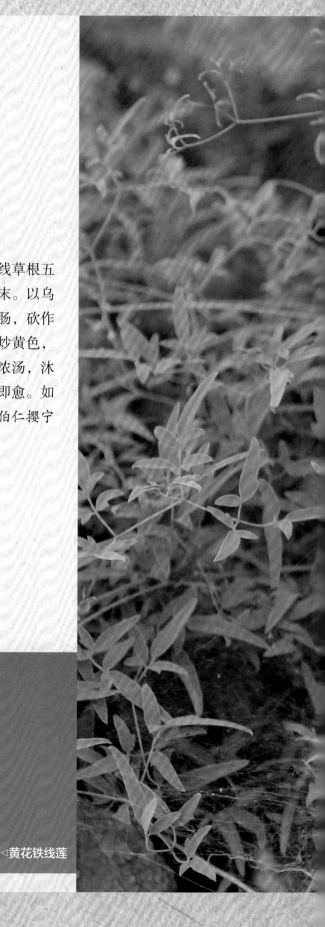

‖**气味**‖

微苦，平，无毒。

‖**主治**‖

疗风消肿毒，有效。苏颂。

‖**附方**‖

新一。**男女诸风**产后风尤妙。铁线草根五钱，五加皮一两，防风二钱，为末。以乌骨鸡一斤重者，水内淹死，去毛肠，砍作肉生，入药剉匀，下麻油些少，炒黄色，随人量入酒煮熟。先以排风藤煎浓汤，沐浴头身，乃饮酒食鸡，发出粘汗即愈。如不沐浴，必发出风丹，乃愈。滑伯仁撄宁心要。

◁黄花铁线莲

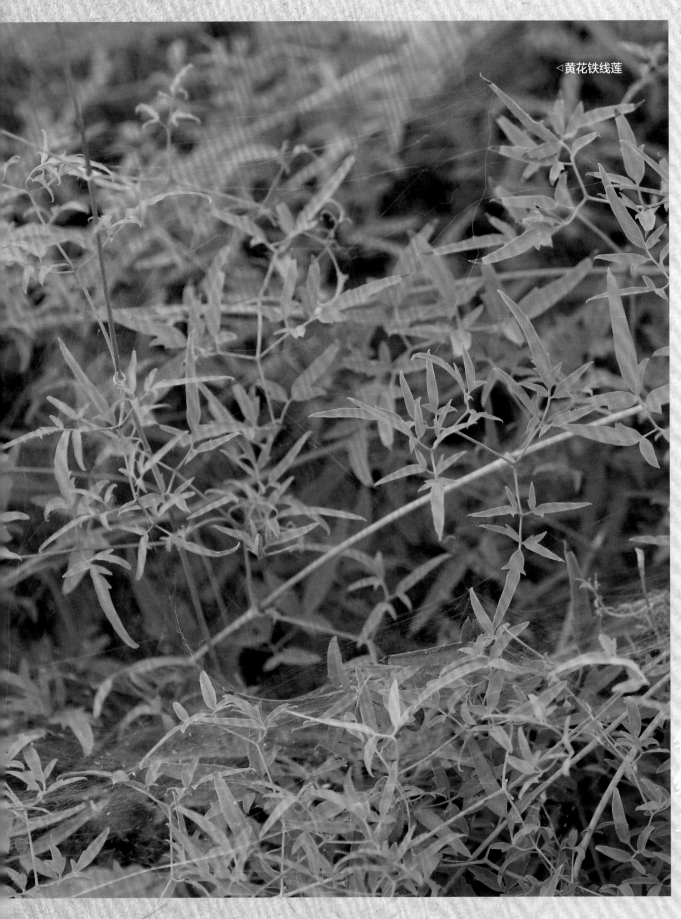

◁黄花铁线莲

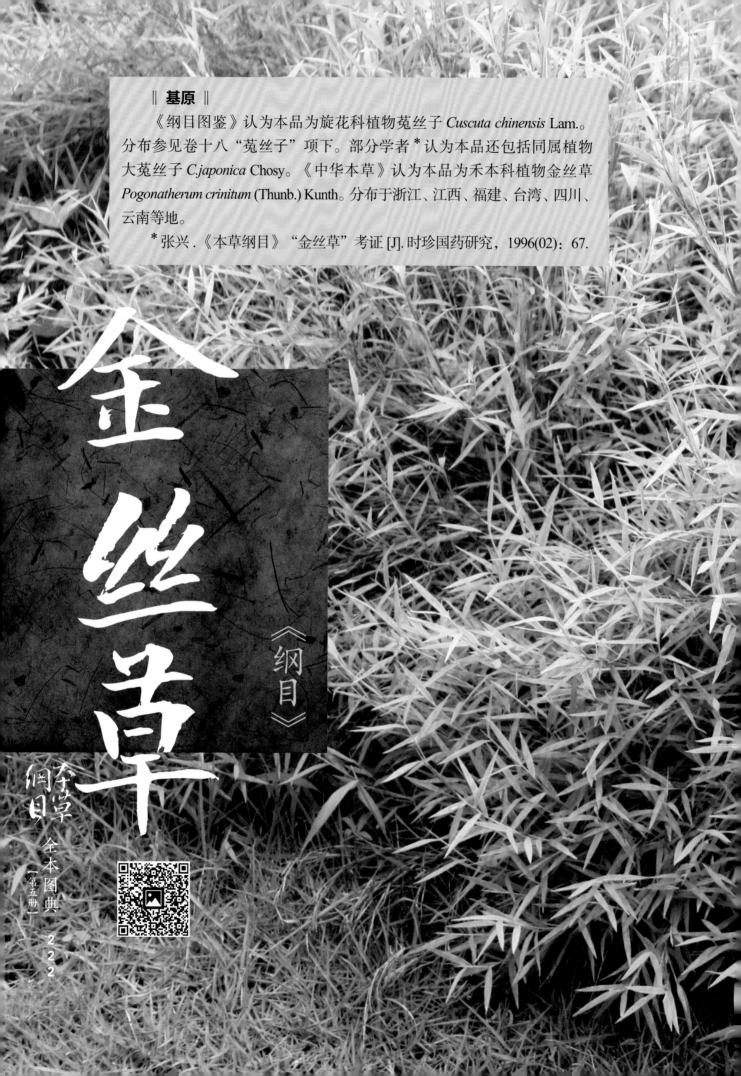

‖ 基原 ‖
《纲目图鉴》认为本品为旋花科植物菟丝子 *Cuscuta chinensis* Lam.。
分布参见卷十八"菟丝子"项下。部分学者*认为本品还包括同属植物
大菟丝子 *C.japonica* Chosy。《中华本草》认为本品为禾本科植物金丝草
Pogonatherum crinitum (Thunb.) Kunth。分布于浙江、江西、福建、台湾、四川、
云南等地。

　*张兴.《本草纲目》"金丝草"考证 [J]. 时珍国药研究，1996(02)：67.

金丝草

《纲目》

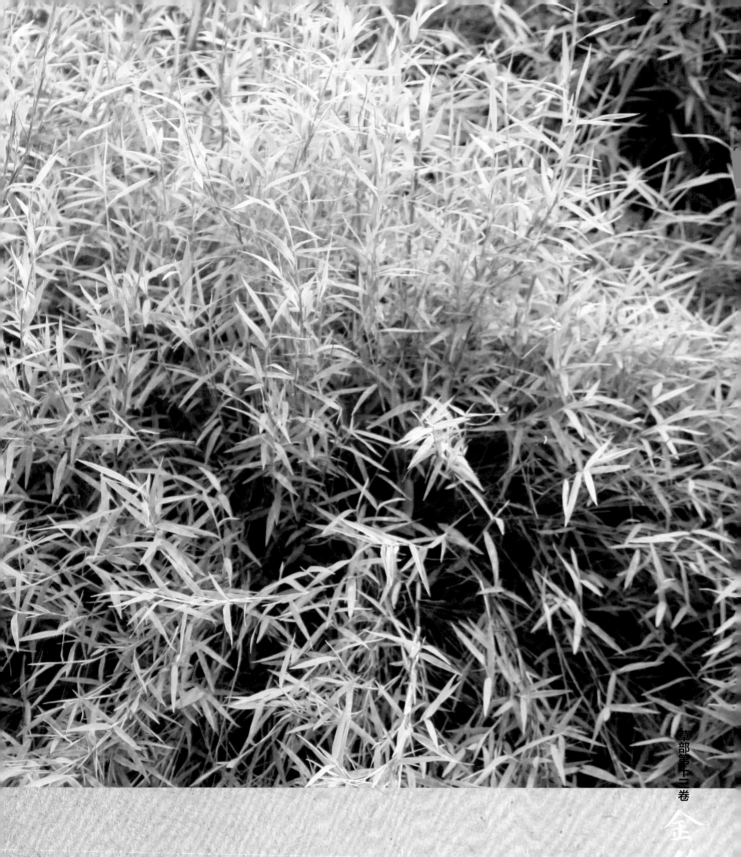

‖**集解**‖

[时珍曰]金丝草出庆阳山谷,苗状当俟访问。

◁金丝草（*Pogonatherum crinitum*）

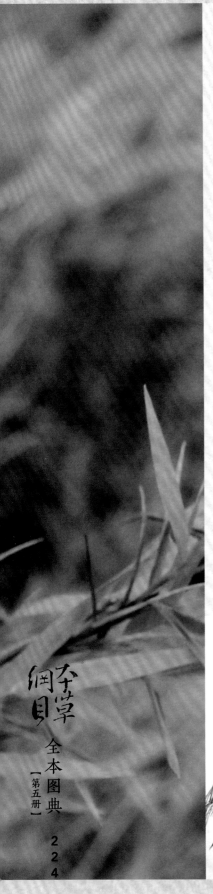
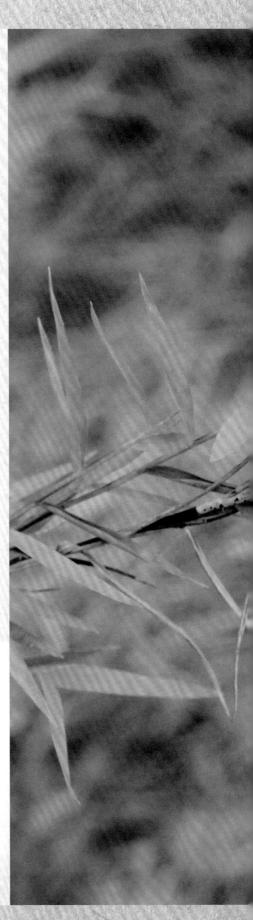

‖ 气味 ‖

苦，寒，无毒。

‖ 主治 ‖

吐血咳血，衄血下血，血崩瘴气，解诸药毒，疗痈疽丁肿恶疮，凉血散热。时珍。

‖ 附方 ‖

新四。**妇人血崩**金丝草、海柏枝、砂仁、花椒、蚕退纸、旧锦灰，等分，为末，煮酒空心服。陈光述传。谈野翁方。**痈疽丁肿**一切恶疮。金丝草、忍冬藤、五叶藤、天荞麦等分，煎汤温洗。黑色者，加醋。又铁箍散：用金丝草灰二两，醋拌晒干，贝母五两，去心，白芷二两，为末，以凉水调贴疮上，香油亦可。或加龙骨少许。**天蛇头毒**落苏即金丝草、金银花藤、五叶紫葛、天荞麦，等分，切碎，用绝好醋浓煎，先熏后洗。救急方。

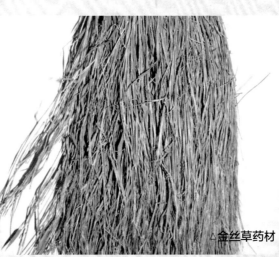

△金丝草药材

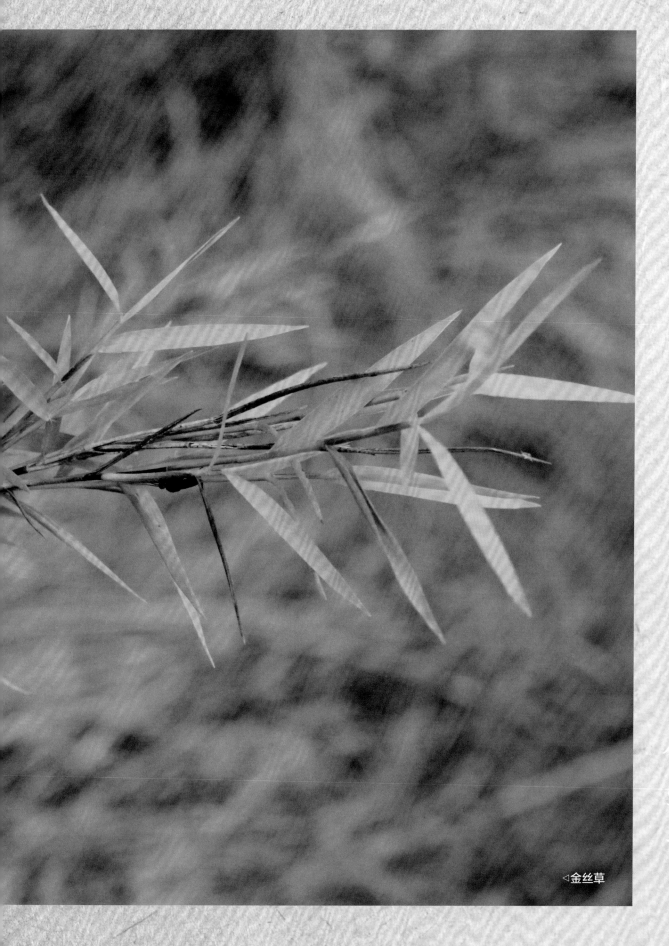

◁金丝草

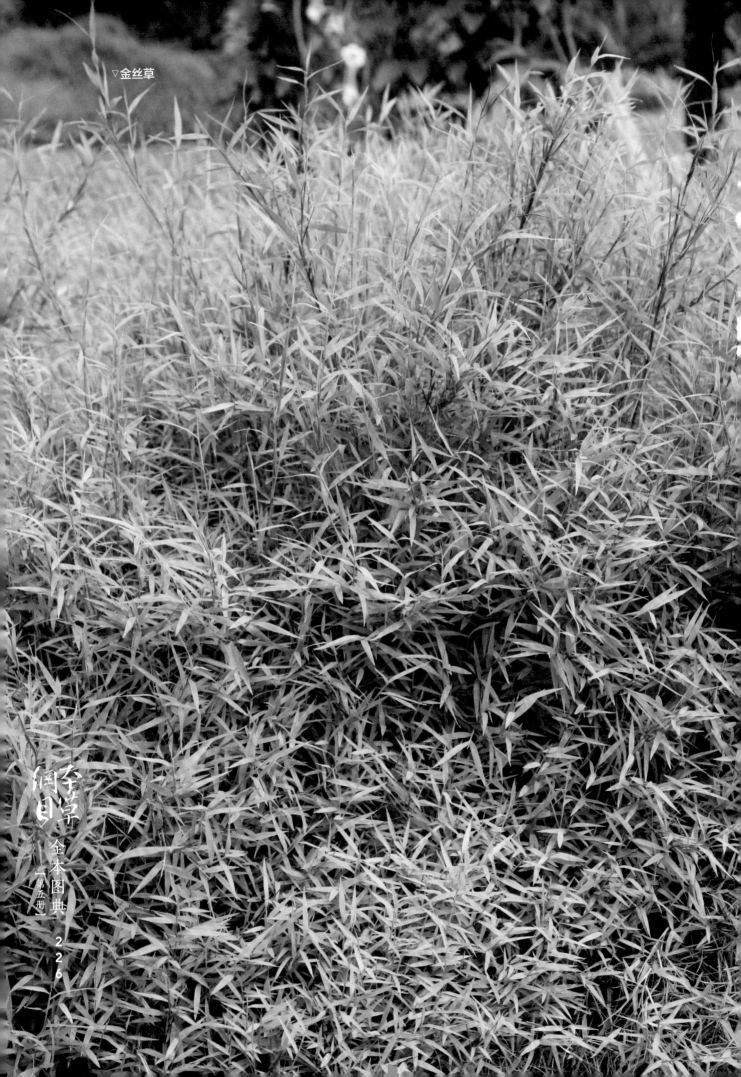

▽金丝草